Böhlau

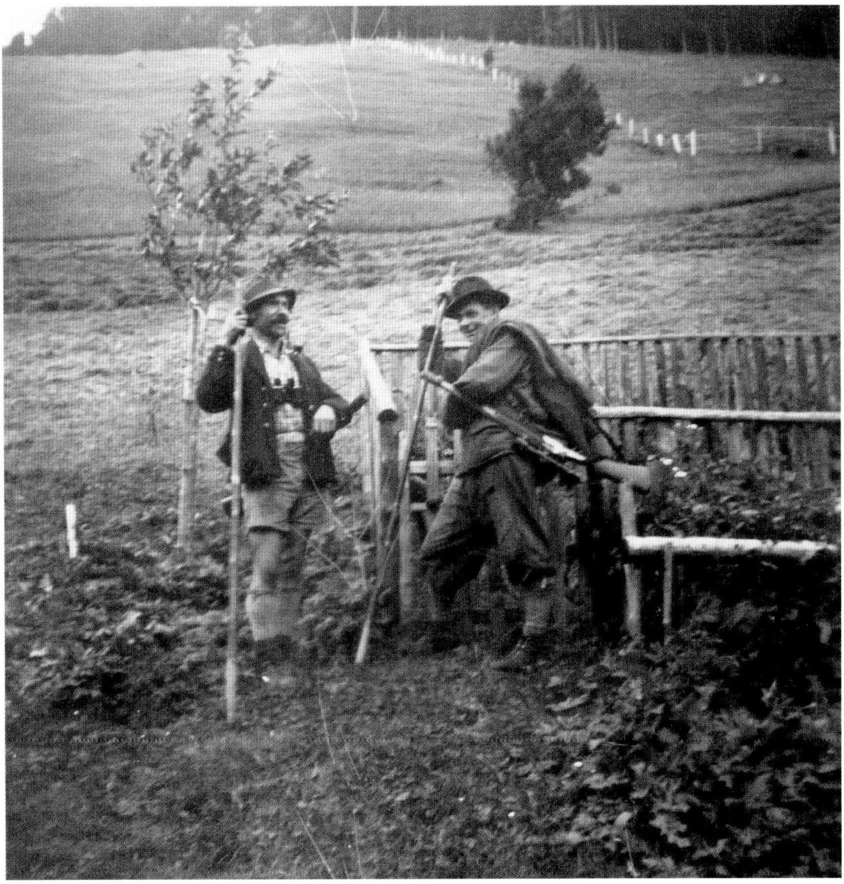

Barbara Waß

Vom alten Leben mit der Natur

Großmutter erzählt

Böhlau Verlag Wien · Köln · Weimar

Bibliografische Information der Deutschen Bibliothek.
Die Deutsche Bibliothek verzeichnet diese Publikation in der Deutschen Nationalbibliografie; detaillierte bibliografische Daten sind im Internet über http://dnb.ddb.de abrufbar.

ISBN 978-3-205-77632-1

http://www.boehlau.at
http://www.boehlau.de

Gedruckt auf umweltfreundlichem, chlor- und säurefrei gebleichtem Papier.

Printed in Europe – Imprint – Ljubljana

Inhalt

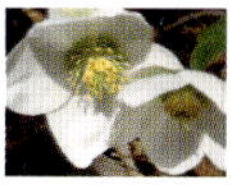

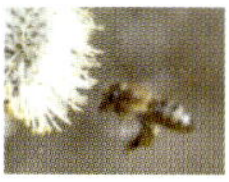

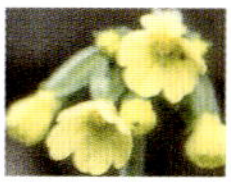

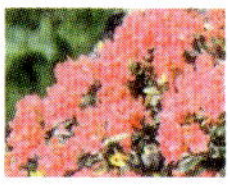

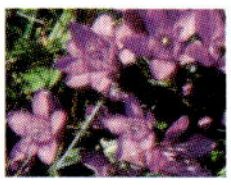

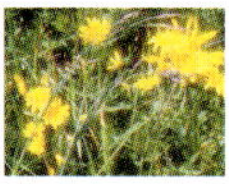

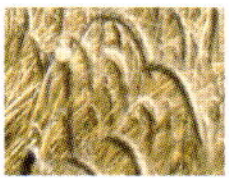

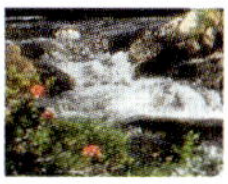

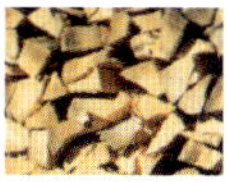

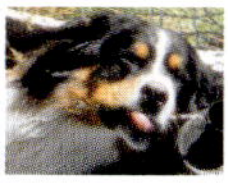

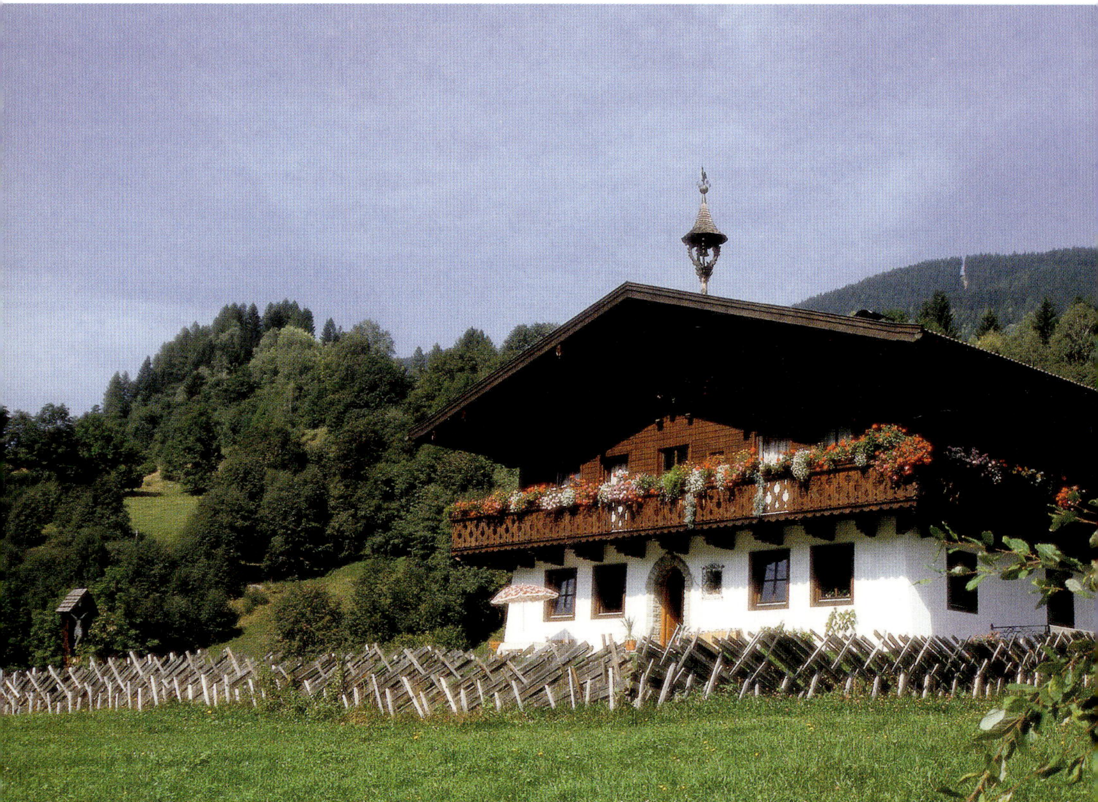

Vorwort

Den Anstoß zu diesem Buch haben eigentlich meine beiden Enkelsöhne gegeben. „Oma, erzähl eine Geschichte“, forderten sie mich immer wieder auf, als sie noch klein waren, egal, wo wir waren und was wir auch gerade getan haben. So kamen alle möglichen Geschichten zustande. So, wie die Kinder älter wurden, veränderten sich auch die Geschichten. Erzählen und Vorlesen ist schließlich die beste Möglichkeit, Kindern Spaß am Lernen zu vermitteln.

Auf einem Osterspaziergang hatten wir uns mit den Frühlingsblumen beschäftigt, und da meinte einer der beiden: „Oma, ich habe eine Idee. Du könntest uns ja alles in einem Buch aufschreiben, was du über die Natur weißt, und das könntest du uns dann zum Geburtstag schenken.“ Weil so etwas aber nicht in wenigen Monaten zu bewerkstelligen ist, einigten wir drei uns schließlich auf eine „Fortsetzungsgeschichte“.

Inzwischen sind meine Enkel praktisch erwachsen und nun ist aus den vielen Geschichten tatsächlich ein Buch geworden. Möglich war das aber nur, weil wiederum viele andere Menschen bereit waren, *meine* Fragen zu beantworten, mich an ihrem Wissen teilhaben zu lassen und Geschichten zu erzählen, damit ich das alles hier weitergeben kann. Ihre Erzählungen sind jedoch nicht nur einfach Geschichten, sondern oft ein Stück wirkliche „Geschichte“ aus einer längst vergangenen Zeit.

Menschen, die den Zweiten Weltkrieg erlebt haben, teilen ihr Leben meist in „vor dem Krieg“, „im Krieg“ und „nach dem Krieg“ ein. Das ist verständlich, wenn man bedenkt, dass auch ihr Leben entsprechend dieser Brüche geteilt war. Die Einberufung zum Kriegsdienst wird üblicherweise auf „Einrücken“ und die Kriegsgefangenschaft auf „Gefangenschaft“ vereinfacht.

Wie solche Ereignisse mit der Natur zusammenhängen, ergibt sich aus den einzelnen Erzählungen von selbst.

Meine eigene Kindheit war ebenfalls in zwei sehr verschiedene Abschnitte geteilt. Ich bin auf einem einsamen Bergbauernhof aufgewachsen, den meine Eltern gepachtet hatten. Dort brachte gezwungenermaßen schon der Schulweg jeden Tag eine Auseinandersetzung mit der Natur mit sich. Als ich knapp zwölf Jahre alt war, sind wir ins Tal gezogen, und damit hat sich vieles nachhaltig verändert. Die frühe Verbindung zur Natur ist aber geblieben.

Das vorliegende Buch ist nicht vorrangig dafür gedacht, Pflanzen zu *bestimmen.* Dafür eignet sich ein „echtes" Pflanzenbuch sicher besser. Es soll lediglich dazu anregen, mit wachen Sinnen durch die Natur zu gehen und dabei auch die ganz einfachen Dinge zu beachten.

Bei der unbegrenzten Vielfalt kann nur ein kleiner Bruchteil der Pflanzen beschrieben werden. Die Auswahl hat nichts mit deren Wertigkeit zu tun, sie ist eher willkürlich getroffen worden. Mehr oder weniger bunt durcheinander, so wie wir ihnen eben in der Natur begegnen.

Da ich im Lammertal aufgewachsen bin und seit mehr als 40 Jahren in Kuchl im Salzachtal lebe, beziehen sich die Beschreibungen und Erzählungen vorwiegend auf den salzburgischen Tennengau.

Ein besonderes Dankeschön gilt Herrn Leopold Rettenbacher, der aus seinem Archiv zahlreiche Fotos zur Verfügung gestellt hat, durch die so manches erst richtig „ins Bild" gesetzt wird.

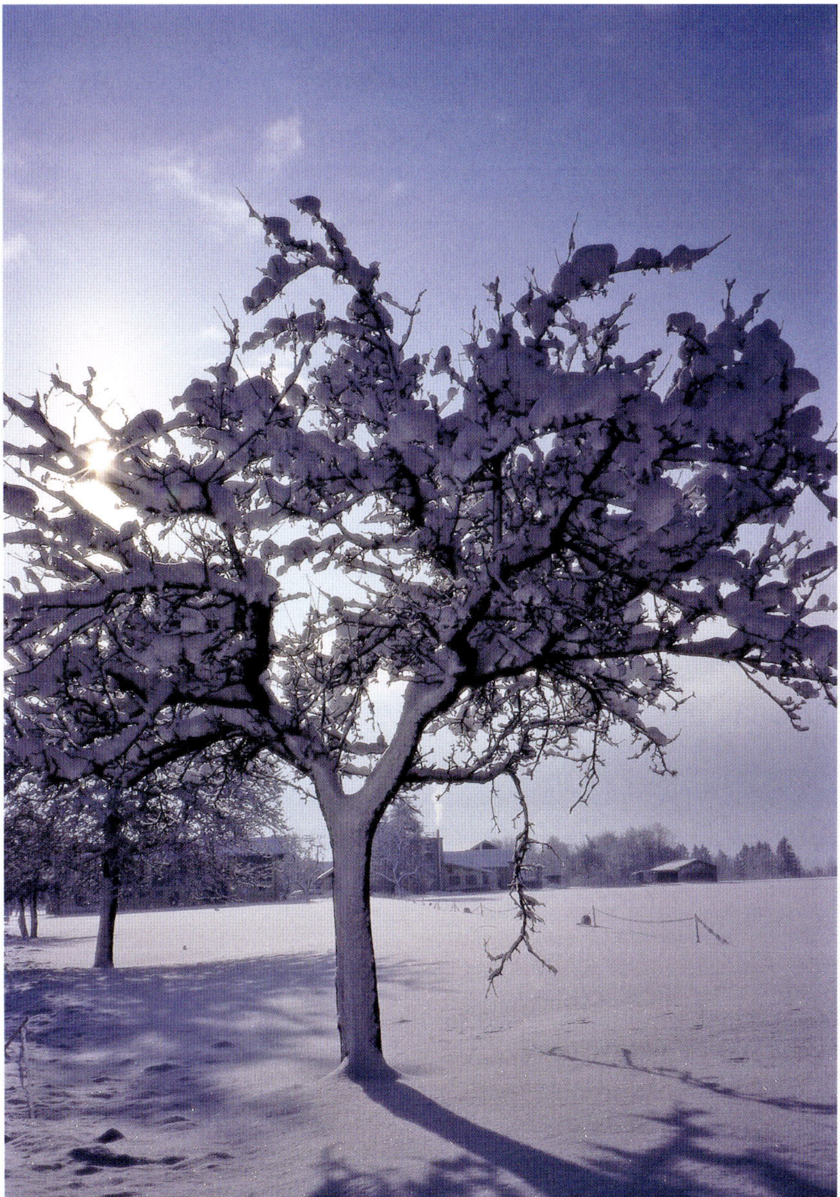

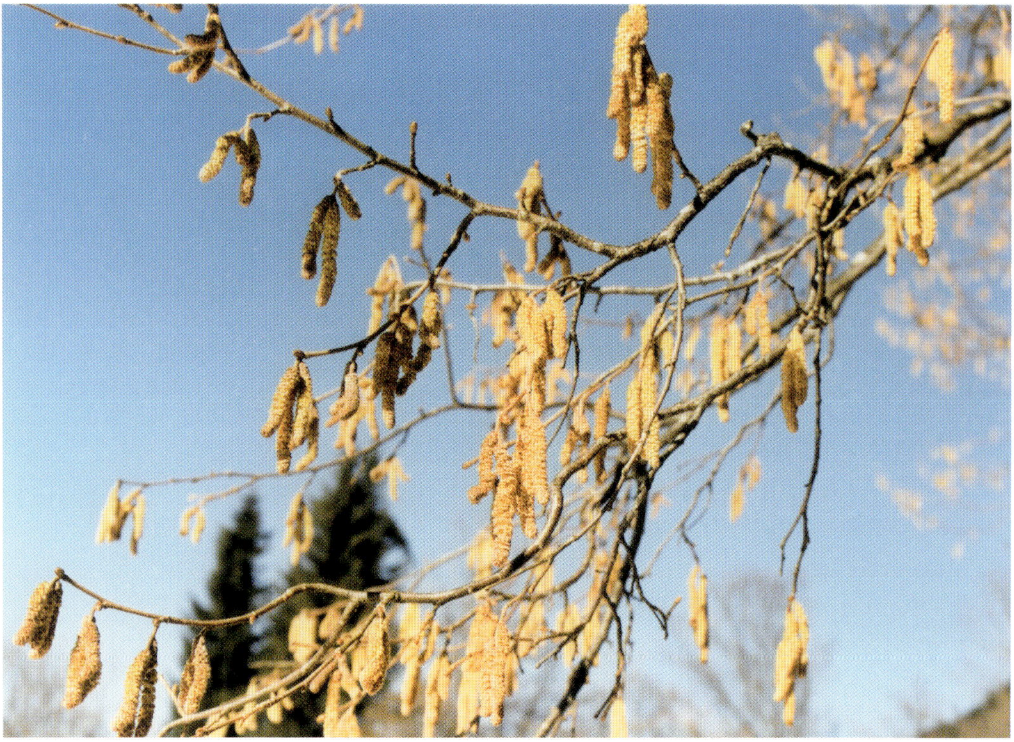

Die ersten Frühlingsboten

In den Gebirgsgegenden dauert der Winter lang. In dieser Zeit herrschen in der Natur vor allem zwei Farben vor: das Weiß vom Schnee und das Grün der Nadelwälder. Wenn an trüben Tagen selbst das noch alles grau in grau erscheint, sehnt sich das Auge nach Licht und Farbe. Wahrscheinlich ist das mit ein Grund, warum im hohen Norden lebende Menschen bunte Borten an ihren Kleidern haben und bei feierlichen Anlässen besonders farbenfrohe Trachten tragen. Bei der langen Dunkelheit und den endlosen schneebedeckten Weiten muss das eine besondere Wohltat fürs Auge sein.

Es ist nicht so einfach sich vorzustellen, wie eine tief verschneite Landschaft im Sommer aussieht, Wie es ist, wenn die Bäume Blätter tragen und auf der Wiese Blumen blühen. Dabei sehen wir heute tagtäglich im Fernsehen Bilder von allen Jahreszeiten. Viele Menschen reisen auch im Winter in warme Länder, sie steigen hier bei Schnee und Eis ins Flugzeug und landen wenige Stunden später mitten im Sommer. In meiner Kindheit konnten wir uns das alles gar nicht vorstellen. Damals gab es noch kein Fernsehen und wir hatten anfangs noch nicht einmal ein Radio. Wir wohnten in einem Haus, in dem es auch keinen elektrischen Strom gab, Wasser gab es nur am Brunnen vor dem Haus, und um zur nächsten Straße zu kommen, mussten wir eine Stunde zu Fuß gehen.

Wir lebten also – wie man heute sagen würde – „in der unberührten Natur". Wir lebten tatsächlich mitten in der Natur, und wir lebten *mit* der Natur. Wir waren auf die Natur angewiesen und wir waren ihr ausgesetzt, wir erlebten sie mit all ihren Schönheiten und auch mit all ihren Gefahren. Deshalb mussten wir als Kinder schon frühzeitig lernen, alles in der Natur aufmerksam zu beobachten, damit wir mit den Gefahren besser umgehen konnten.

Meine wichtigsten Lehrmeister in dieser Hinsicht waren mein Vater und mein älterer Bruder, der noch zwei Jahre gemeinsam mit mir den weiten Schulweg gegangen ist. Sie haben mir die nötige Vorsicht, den Respekt, und zur rechten Zeit durchaus auch eine gesunde Angst vor den Kräften und Gefahren der Natur beigebracht, aber auch den Blick für alles, was dazugehört.

In meiner Kindheit war das Leben viel mehr von den Jahreszeiten bestimmt als heute. Im Winter war die Bewegungsfreiheit stark eingeschränkt. Wenn man irgendwohin wollte, musste man sich selber die Wege freischaufeln. Öffentliche Schneeräumung gab es nur auf der Hauptstraße, aber die damaligen Schneeräumgeräte waren nicht ausreichend und es musste auch dort zusätzlich mit der Schaufel gearbeitet werden.

Winter war eben Winter, da musste man sich an die Gegebenheiten anpassen. Umso mehr freuten wir uns dann über den Frühling, über die ersten schneefreien Stellen und vor allem über die ersten Blumen, die wieder Farbe in die Landschaft brachten.

Schneerose

In den Gebirgsgegenden ist die erste Blume, die im Frühling blüht, die *Schneerose.* Wenn es zwischendurch relativ warm ist, kann man auf schneefreien Stellen durchaus schon im Jänner Schneerosen finden, manchmal sogar schon im Dezember. Möglicherweise werden sie deshalb auch manchmal „Christ-Rosen" genannt. In höher gelegenen Gebieten ist die Zeit für das Wachstum der Pflanzen kurz, sie müssen sich also gewissermaßen beeilen, um wachsen, blühen und sich fortpflanzen zu können. Wenn es im Herbst noch länger recht warm ist, kann es deshalb vorkommen, dass Frühlingsblumen ein zweites Mal zu blühen beginnen. Ich habe z. B. einmal an einem milden 3. *Dezember* in einer Höhe von etwa 1800 m auf einem sonnigen Hang einen vollaufgeblühten Enzian, blühenden Erika und Schneerosenknospen gefunden. Am nächsten Tag gab es einen Wettersturz und der Winter hat Einzug gehalten.

Schneerosen wachsen gern auf kargen Hängen, auf Viehweiden oder in lichten Wäldern, in manchen Gebieten gibt es große Mengen davon. Die großen, dunkelgrünen Blätter sind das ganze Jahr über gut zu sehen. Sie haben einen kräftigen Stängel und eine Form ähnlich wie eine Hand. Die Blütenstängel sind ebenfalls kräftig und am Anfang ganz kurz, sodass die Knospen unmittelbar am Boden bleiben und so gut gegen Schnee und Kälte geschützt sind. Erst wenn es wirklich wärmer wird, öffnen sich die Blüten und die Stängel beginnen zu wachsen. In manchen Gebieten gibt es Schneerosen, deren Stängel bis etwa 20 cm hoch werden. Die schneeweißen Blüten mit ihren kräftiggelben Pollen ziehen Bienen und andere Insekten an und werden so gut befruchtet. Wenn sie verblüht sind, verlieren sie die Farbe und entwickeln gut erkennbare Samenknospen.

Schneerosen wachsen nicht überall, sie lassen sich auch kaum verpflanzen.

An unserem Schulweg gab es eine Stelle, an der es nur einige wenige Stöcke gab. Wir Kinder freuten uns jedes Jahr darauf, wenn sie blühten. Sobald der Schnee geschmolzen war, kletterten wir den steilen Hang hinauf, um nachzusehen, ob sie noch da sind. Meist waren es nur zwei oder drei Blüten, und wenn es gar eine mehr war, freuten wir uns sehr. Natürlich hätten wir nie eine Blüte abgepflückt und wir erzählten auch niemand anderem davon, damit sie auch sonst niemand pflückt, denn sonst gab es in der Gegend keine Schneerosen.

Achtung: Die Schneerose ist giftig! Früher wurde der Saft der Wurzel in besonderen Fällen vermutlich auch als Medizin verwendet, denn es hieß darüber: „Zwei Tröpfchen machen rot, zehn Tröpfchen machen tot.“ Das sollte man aber besser nicht ausprobieren.

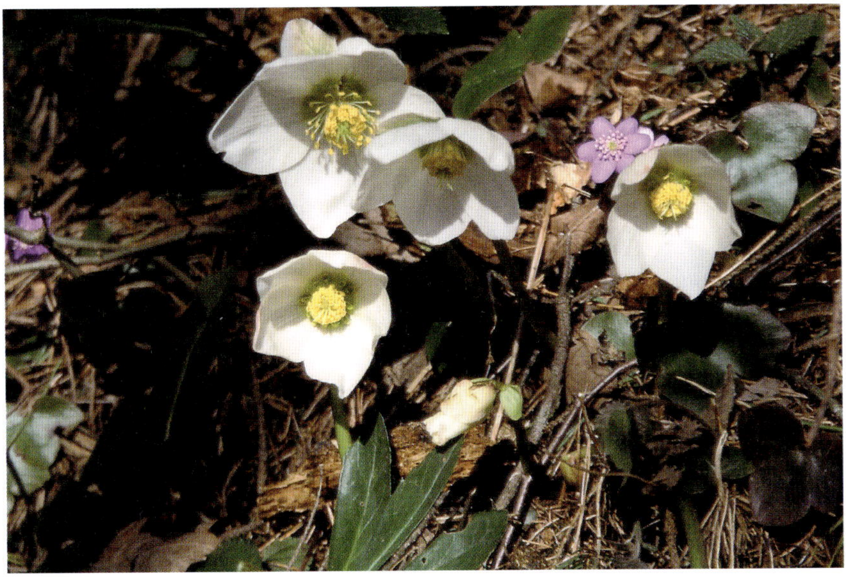

Erika

In Gebieten, in denen Schneerosen wachsen, sind meist auch *Erika* zu finden. Sie blühen allerdings erst etwas später. Erika sind in letzter Zeit als kultivierte Topfpflanzen sehr bekannt geworden. Sie werden im Herbst – etwa ab Anfang Oktober – überall in mehreren Farben angeboten und vielfach in die sonst um diese Zeit schon leeren Blumentröge gesetzt. Um Allerheiligen sind sie auch häufig auf Friedhöfen als Grabschmuck zu sehen.

An sich jedoch ist das Heidekrautgewächs Erika eine widerstandsfähige und weitverbreitete Naturpflanze, die in ihren verschiedenen Arten in den Alpen genauso zu Hause ist, wie in der nordamerikanischen oder sibirischen Tundra oder in den Heide- und Moorgebieten Europas. Die Blüten dieser Heidepflanzen können, je nach Art, von weiß über rosa bis violett sein.

In großen Heideflächen – wie z. B. in der Lüneburger Heide in Deutschland – bietet sich während der Blütezeit ein faszinierendes Bild. Die ganze Landschaft ist ein einziges Farbenmeer und lockt jedes Jahr viele Touristen an. Die „Heideblüte" beginnt dort etwa Mitte August und kündigt das Ende des Sommers und der Ferien an.

In den alpinen Regionen Süddeutschlands und Österreichs gibt es mehrere Arten von Erika, das im Volksmund je nach Region „Sendn", „Sendl" oder auch „Sendling" genannt wird. Es wächst häufig auf unbewaldeten Almflächen bis in große Höhen hinauf, aber auch in lichtem Baumbestand. Da es vom Weidevieh nicht gefressen wird, kann es sich ungehindert ausbreiten. Es ist zäh und lässt sich nicht leicht abbrechen. Die Blütezeit erstreckt sich nach Art und Höhenlage von Frühlingsbeginn bis in den Herbst und ist bei einigen Arten eher unscheinbar. Die auffälligste und interessanteste Art ist jene, die schon sehr bald im Frühling blüht. Sie wächst vorwiegend an steilen, teils felsigen und kargen Hängen. Schon im zeitigen Frühjahr kann man sonnige Flecken, die mit Erika bewachsen sind, in leuchtendem Rosa sehen. In vielen Gebieten ist das sogar vom Auto aus möglich, besonders auf Bergstraßen. Aber auch auf Durchzugsstraßen – wie etwa der Straße durch die Klamm nach Lofer nahe der Grenze zwischen Österreich und Bayern – kann man sich an schönen Frühlingstagen an den blühenden rosaroten Hängen erfreuen.

Erika sind aber nicht nur schön anzusehen, früher waren sie auch der wichtigste Bestandteil für Bürsten und Besen. Reisbesen oder Bürsten waren eher selten, waren sie doch erheblich teurer, weil das Grundmaterial – nämlich Reis-

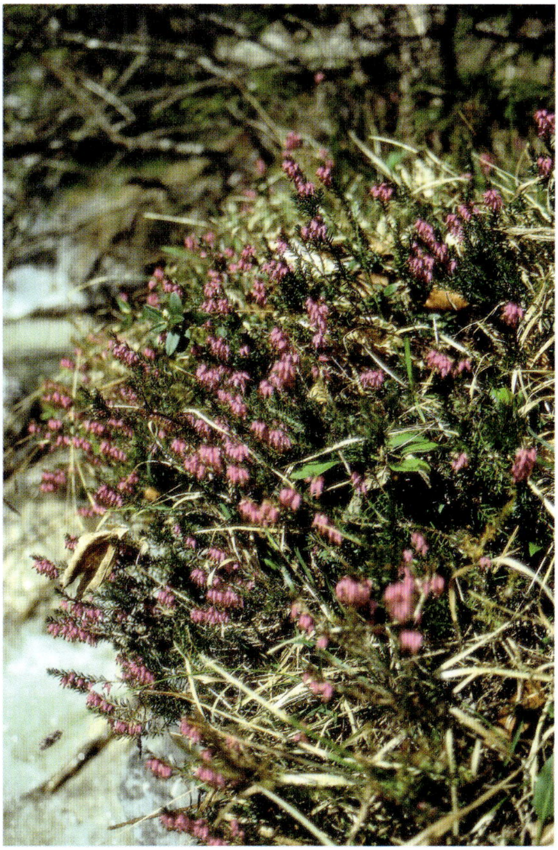

stroh – importiert werden musste. Haarbesen wurden bei den Bauern höchstens für die so genannten „schönen" Räume verwendet. Diese Besen waren erst recht teuer, sie waren aus „Rosshaar" – also Pferdehaar, denn künstlich hergestellte Materialien für Besen oder Bürsten gab es damals noch nicht.

Für die groben Böden in den Wirtschaftsräumen und besonders für die Scheune und den Stall gab es entweder einen „Wisch" oder einen „Sendnbesen". Der Wisch war einfach ein Holzstiel mit einer Vorrichtung, an der man frische Tannenzweige festklemmen konnte. Die Zweige wurden dann immer wieder ausgewechselt. Für die Sendnbesen und -bürsten konnten allerdings nicht einfach beliebige Erikasträucher verwendet werden. Die dafür geeigneten Pflanzen waren nur an ganz bestimmten Plätzen zu finden. Sie mussten dicht, geschmeidig und besonders zäh sein, damit sie nicht brechen. Für Besen mussten sie auch relativ lang sein. Außerdem mussten sie zur richtigen Zeit gepflückt werden.

Bürsten wurden bei den Bauern viele gebraucht, denn es gab vieles, was „gerieben" (gebürstet) wurde. Vor allem das hölzerne Milchgeschirr, das zum Melken und für die Milchverarbeitung gebraucht wurde, musste nach jedem Gebrauch sorgfältig mit Bürste und heißem Wasser gereinigt werden. Die Böden bestanden aus unbehandelten Holzbrettern, die wurden ebenfalls jede Woche gerieben. Beim Putzen knieten die Frauen auf dem so genannten „Bobmschuber" (Boden-Schieber). Das war ein Brett mit einem vielleicht 15 cm hohen Rand vorne und an den Seiten, so wurden beim Bürsten die Kleider nicht so bespritzt. Wenn ein „Rieb" – ein Fleck – geputzt war, rückte man mit dem Bodenschuber weiter und nahm sich den nächsten vor. Man musste dabei aber gründlich sein, denn wenn man nicht gut aufpasste, konnte man später, wenn der Boden trocken war, die Ränder dazwischen sehen. Die Holzböden waren immer ordentlich schmutzig, denn die Leute hatte alle grobe und meist sogar genagelte Schuhe an. Man musste auch aufpassen, dass man sich beim Putzen keine Schiefer einzog, denn die Bretter waren rau, da konnte das leicht passieren. Natürlich gab es früher keine Bodentücher, wie man sie heute überall kaufen kann, stattdessen nahm man alte, zerrissene Kleidungsstücke. Ich habe selber noch so das Putzen gelernt.

Sendnbesen wurden bei manchen Bauern selber gebunden. Das war dann eine Arbeit für den Winter und brachte vielleicht sogar ein kleines Nebeneinkommen. Mit dem Bürstenbinden war das schon bedeutend schwieriger. Nicht selten wurde dieses Gewerbe von Behinderten betrieben. Durch die Kriege gab es viele Invalide, also körperlich Behinderte, die nicht mehr in der Lage waren, einer normalen Arbeit nachzugehen. Sie hatten so die Möglichkeit für einen bescheidenen Lebensunterhalt.

In meiner Kindheit gab es in meinem Heimatort einen Besen- und Bürstenbinder, der blind war. Er war deshalb bei allen als der „Blindei“ bekannt, was aber keineswegs diskriminierend gemeint war. Seine Arbeit wurde allseits geschätzt und seine Produkte wurden gern gekauft, nicht zuletzt auch mit dem Hintergrund, ihn so zu unterstützen. Ich habe oft gehört, wie jemand am Sonntag am Marktplatz gesagt hat: „Ich muss noch zum Blindei hinaufgehen“, so wie jemand gesagt hat, er muss noch zum Bäcker oder zum Krämer gehen. Damals hatten die Geschäfte am Sonntag noch alle offen. Die Bezeichnung „Blindei“ war also praktisch der Geschäftsname des blinden Handwerkers, bei dem ich mit meiner Mutter ebenfalls öfter etwas kaufte. Seinen richtigen Namen habe ich eigentlich gar nie gehört, auch seine Kinder nannte man nicht nach dem Familiennamen. Ich habe später seine Tochter Ursula kennengelernt, sie war bei den Leuten allerorts als „Blindn–Urschi“ bekannt.

Der blinde Bürstenbinder war natürlich darauf angewiesen, dass ihm jemand das Material besorgt hat. Sicher wäre er sehr gerne selber hinausgegangen, hätte die Sendn von den Berghängen geholt und hätte im Frühling die herrlich blühenden Flächen mit Erika gesehen.

Leberblümchen, Buschwindröschen, Huflattich, Lungenkraut, Seidelbast

Ebenfalls zu den ersten Frühlingsboten gehört das *Leberblümchen.* Sobald der Schnee weggeht und die Sonne etwas Wärme gibt, wagen sich die kleinen blauen Blüten auf ihren zarten Stängeln hervor. Sobald aber das Wetter wieder schlecht ist – was um diese Jahreszeit oft vorkommt –, sind sie wie vom Erdboden verschwunden. Da muss man schon ganz nahe hingehen und genau schauen, um die geschlossenen Blüten zu entdecken, die außen eine hellgraue, ganz unauffällige Farbe haben. Sie verschwinden beinahe zwischen den im Verhältnis zu den Blüten recht großen Blättern, als würden sie dort Schutz suchen. Sobald es wieder Sonne und Wärme gibt, recken sie ihre Köpfchen in die Höhe.

Leberblümchen wachsen in großen Mengen an Waldrändern, Weg- und Straßenböschungen durch Wälder, aber auch auf lichten Stellen in den Wäldern. Besonders gern mögen sie sonnenbeschienene Hügel. Mit ihrem satten Blau sind sie weithin sichtbar, umso mehr da um diese Zeit der Waldboden noch ziemlich kahl und braun ist und die Bäume und Sträucher noch keine Blätter haben.

Sehr bald kommen auch zahlreiche Nachbarn des Leberblümchens aus dem im Winter durch abgefallene Blätter gut geschützten Waldboden hervor. Das Buschwindröschen, das Lungenkraut, der Huflattich und in manchen Gebieten auch viele Schneeglöckchen.

Das kleine weiße *Buschwindröschen* ist einzeln eher unscheinbar, es wächst aber in großen Mengen sowohl im hellen Wald als auch auf Wiesenflächen. Im Gegensatz zum Leberblümchen hat das Buschwindröschen Blätter und Blü-

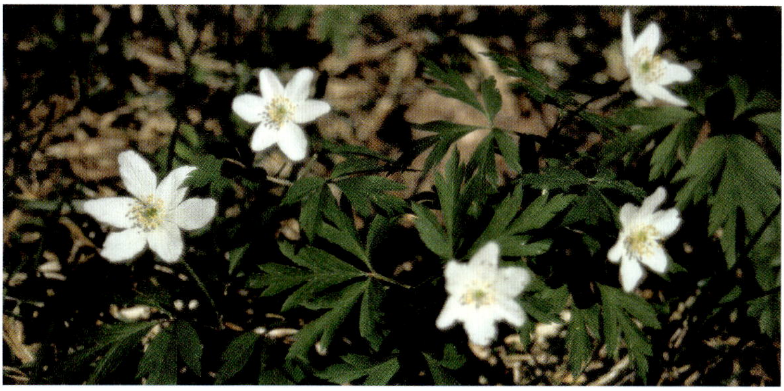

ten an einem Stängel. Es gibt neben der weißen auch eine gelbe Art, die aber nicht so verbreitet ist.

Das *Lungenkraut* haben wir als Kinder immer „Hänsel und Gretel" genannt. Diesen Namen verdankt es einer Besonderheit. Die Blumen haben dichte, leicht behaarte Blätter an den Stängeln, und Blüten, die in der Form etwa so aussehen wie bei der Schlüsselblume. Das Besondere ist: Es gibt auf ein und demselben Stängel sowohl rote als auch blaue Blüten! Als Kinder waren wir davon immer total begeistert und wir haben gewetteifert, wer die schönste Blume mit möglichst vielen roten und blauen Blüten findet.

Der *Huflattich* ist ein besonders genügsames Blümchen. Er wächst auf schottrigen Straßen- oder Wegrändern genauso wie an anderen harten, steinigen Stellen. Es ist erstaunlich, wie sich diese kleinen Blumen auf derart kargem

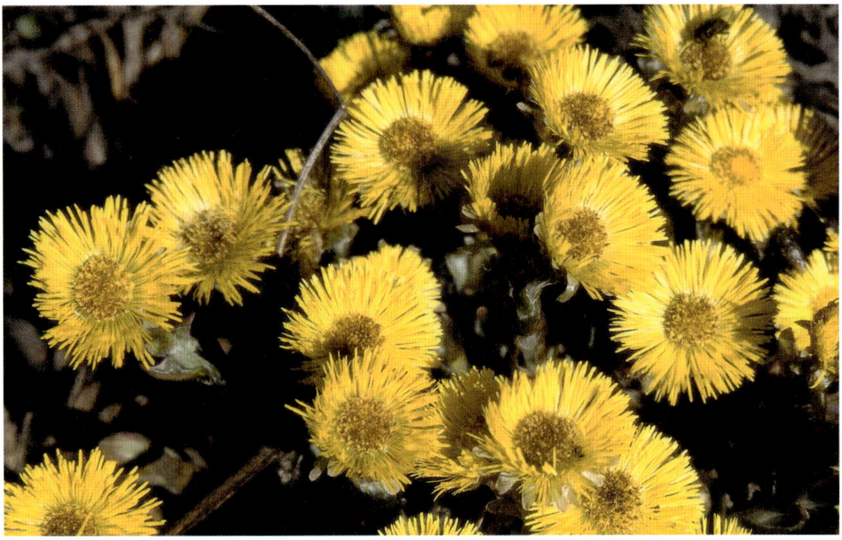

und hartem Boden überhaupt ansiedeln können. Mit seinen gefransten Blüten sorgt der Huflattich für die ersten gelben Farbtupfen im Frühling.

Im lichten Wald ist um diese Zeit auch der eher seltene *Seidelbast* zu sehen. Das ist ein kleiner Busch mit dichten, kleinen rosa Blüten an seinen Gerten. Die Blätter entwickelt er erst später, dann fällt er unter den anderen Pflanzen am Waldboden kaum mehr auf.

Achtung: Der Seidelbast ist stark giftig!

Schneeglöckchen

Das Schneeglöckchen gehört ebenfalls zu den ersten Frühlingsboten. In unserer Gegend gibt es zwei Arten von Schneeglöckchen, das sogenannte „echte“ und die Frühlingsknotenblume. Das echte Schneeglöckchen ist kleiner und hat schmale, spitze Blütenblätter. Im Vergleich zur Frühlingsknotenblume ist es eigentlich eher unscheinbar. Finden kann man es auf Wiesen, an Waldrändern oder auch in Gärten. Die Frühlingsknotenblume wird allgemein ebenfalls als Schneeglöckchen bezeichnet, und wenn von Schneeglöckchen gesprochen wird, dann ist meist diese Art gemeint. Im Volksmund sagen manche auch „Schneehadern“ dazu, was aber eigentlich wirklich nicht passend ist. Ein „Hadern“ ist ja ein Begriff für etwas, das nicht schön ist. Für einen Putzlappen z. B. oder für schlechte Kleidung. Eine solche Bezeichnung verdient sich dieses Schneeglöckchen ganz bestimmt nicht. Mit seinem anmutigen Glöckchen und den gelben Punkten an den Spitzen der Blütenblätter ist es ein richtig freundlicher Frühlingsgruß. Frühlingsknotenblumen wachsen mancherorts in

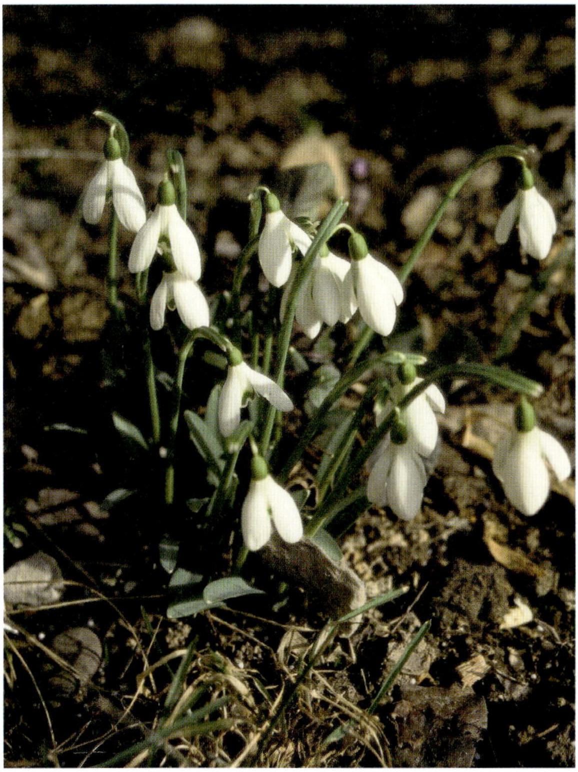

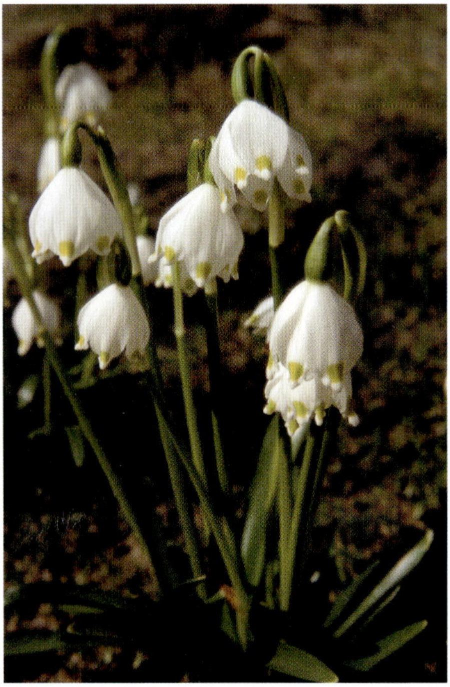

großen Mengen auf Wiesen, und in Auwäldern ist oft der ganze Boden davon bedeckt und bietet in der Blütezeit ein zauberhaftes Bild.

Wahrscheinlich gehören die Schneeglöckchen durch ihre weite Verbreitung zu den bekanntesten Frühlingsblumen überhaupt.

Achtung: Schneeglöckchen sind giftig!

Palmkätzchen

Untrennbar mit dem Frühling verbunden sind die *Palmkätzchen.* Sie sind sowohl Symbol für das wichtigste christliche Fest – das Osterfest – als auch für das Wiedererwachen der Natur nach dem Winter. Meistens können sie den Palmsonntag gar nicht richtig erwarten, besonders, wenn er erst im April ist. Wenn sie erst einmal voll ausgebildet sind, müssen sie geschnitten und kühl gelagert werden, sonst blühen sie aus und würden sich nicht mehr für einen Palmbuschen eignen. Palmkätzchen fühlen sich weich und seidig an, insofern haben sie tatsächlich etwas gemein mit einem Kätzchen, daher vermutlich der Name. Mit Palmen haben sie freilich absolut nichts zu tun, denn in Wirklichkeit sind es Weidenkätzchen. Der Palmsonntag mit der Weihe der Palmbuschen ist ja ein Fest zur Erinnerung an den Einzug von Jesus in Jerusalem, wo nach dem biblischen Bericht die Leute Palmwedel geschwenkt und ihm zugejubelt haben. Wahrscheinlich sind die Weidenzweige mit den Kätzchen nur deshalb zu der Ehre gekommen, die Palmblätter zu ersetzen, weil es um diese Jahreszeit in unseren Regionen keine belaubten Äste oder sonst etwas Ähnliches gibt.

Wir konnten uns als Kinder damals richtige Palmblätter kaum vorstellen, auch wenn uns unser Religionslehrer die Geschichte noch so lebensnah erzählt hat. Er war ein exzellenter Geschichtenerzähler. Heute, im Zeitalter der Bilder, kann man sich das kaum mehr vorstellen, aber damals gab es selbst in der Schule kaum Bilder. Alles, was wir hatten, waren ein paar Landkarten, die man ausrollen und über die Tafel hängen konnte, und in der gleichen Art einige wenige solcher Rollen, auf denen Tiere, Pflanzen oder geschichtliche Szenen dargestellt waren. Soweit ich mich erinnere, war auf einer dieser Karten die „Völkerwanderung" dargestellt.

Die große Sensation für uns war, wenn alle zwei oder drei Monate die Filmrollen eintrafen. Die kamen mit dem Postbus und mussten bei der Haltestelle abgeholt werden. Dafür wurden jeweils zwei Schüler geschickt. Wir freuten uns jedes Mal alle auf die anstehende Filmvorführung, die in den nächsten Tagen zu erwarten war, denn die nächste Schule wartete schon wie wir auf die Rollen. Staunend verfolgten wir dann die Schwarzweißbilder, die von dem surrenden Filmgerät an die Wand geworfen wurden. Neben einigen Märchenfilmen wie „Schneeweißchen und Rosenrot" oder „Tischlein deck dich" gab es auch Filme über die Ereignisse dieser Zeit, wie etwa den Bau des Kraftwerkes in Kaprun. Besonders eindrucksvoll war der Film über die Unterzeichnung des Staatsvertrages 1955, den Abzug der fremden Besatzungstruppen und die Heimkehr der letzten Kriegsgefangenen aus Russland. All diese Dinge sind heute schon recht fern, sie spielen höchstens einmal bei politischen Diskussionen eine Rolle, für uns aber gehörten sie zu unserem Alltag und beeinflussten dementsprechend auch unser Leben. Wir waren mit den Besatzungstruppen konfrontiert und wir wussten genau, was Kriegsgefangenschaft bedeutet, denn praktisch jeder von uns hatte noch erlebt, wie jemand aus der Familie oder der nahen Verwandtschaft aus der Gefangenschaft heimgekommen ist. Angesichts dessen waren diese Filme ein ganz wichtiges Stück Zeitgeschichte und auch Erweiterung unseres Horizonts, denn anderswo sahen wir ja nichts von dem, was außerhalb unseres Ortes vorging. Sie weckten auch den Wunsch, Schauplätze, wie z. B. die Bundeshauptstadt Wien, einmal wirklich zu sehen, auch wenn das damals in sehr weiter Ferne lag.

Ob wir in einem solchen Film auch einmal Palmen gesehen haben, weiß ich heute nicht mehr; die Palmkätzchen aber haben in meinem Leben eine wichtige Rolle gespielt. Jedes Jahr habe ich meinem Vater genau zugesehen, wenn er unseren Palmbuschen gebunden hat. Dabei hat er außer Weidenkätzchen auch reichlich Wacholderzweige genommen und alles mit den biegsamen Gerten vom „Bandholz-Bäumchen“ zusammengebunden.

Die Wacholderzweige hatten am Palmsonntag neben dem religiösen durchaus auch einen ziemlich unheiligen Zweck. „Palmtragen“ durften vor allem die Buben und die haben dabei öfters ganz schöne Kämpfe mit ihren Palmbuschen ausgetragen. Da war es von Vorteil, wenn viele stechende Wacholderzweige dabei waren. An diesen Raufereien waren die Erwachsenen nicht ganz unschuldig. Es hieß oft, mit den Palmbuschen muss gerauft werden, sonst sind sie nicht richtig geweiht. Wenn die Buben aber mit ganz zerzausten Buschen vom Kirchgang zurückkamen, wurde doch geschimpft.

Als meine Brüder schon zu alt dafür waren, durfte auch ich Palmtragen gehen. Das war gar nicht so leicht, denn der Buschen war größer als ich selber und ganz schön schwer. Auf dem Weg zur Kirche – zwei Stunden hin und dann wieder zurück – habe ich ihn viele Male von einer Schulter auf die andere gewechselt. Einem Palmtrager durfte ja auch nicht geholfen werden, der musste seinen Buschen selber tragen, das war so Tradition. Da hat man sich die Belohnung, die es dafür gab, schon verdienen müssen.

Heute fährt man im Auto zur Palmweihe und auch die Palmbuschen haben sich verändert. Die Weidenkätzchen aber haben sich nicht verändert, denn die Natur ist beständig.

Neben den Weiden, die wir als Palmkätzchen kennen, gibt es noch eine Reihe anderer Arten. Die Trauerweide z. B. mit ihren tiefhängenden Zweigen, die häufig in großen Gärten, in Parks oder an Gewässern zu sehen sind. Wilde Weiden wachsen überall, wo Wasser ist, in Auen, an Seen, Flüssen und andern Wasserläufen. Sie haben aber nur sehr kleine Kätzchen, dafür sind sie die Ersten, die im Frühling grüne Blätter bekommen. Weiden mit „echten“ Palmkätzchen bekommen ihre Blätter erst, wenn die Kätzchen schon ausgeblüht und gelb sind.

So ist es gut möglich, durch die silbriggrauen Weidenkätzchen in den Frühlingshimmel zu schauen und sich an dem schönen Bild zu erfreuen.

Haselstrauch

Die *Hasel* zieht einen anderen Standort vor als die Weide, aber sie ist in unseren Breiten ebenfalls sehr weit verbreitet. Viele Waldränder sind von dichten Haselbüschen eingerahmt und auch auf etwas freieren Flächen im Wald sind Haseln zu finden. Bis vor einigen Jahrzehnten gab es rund um Felder und Wiesen und auch an Grundgrenzen viele „lebende Zäune" aus Buschwerk, ein großer Teil davon waren Haselsträucher. Auch an Straßenböschungen und natürlichen Lärmschutzwällen gibt es sie massenhaft. Sie wachsen schnell und sind sehr widerstandsfähig. Die „Haselwürstchen" (Blüten) bilden sich schon im Spätherbst, wenn die Blätter abgefallen sind, und sie gehören mit den Weidenkätzchen zu den ersten Frühlingsboten. Voll aufgeblüht verbreiten Haselwürstchen und Palmkätzchen gleichermaßen verschwenderisch ihren Blütenstaub, man wird ganz gelb davon, wenn man sie berührt.

Die schmackhaften Haselnüsse werden je nach Lage Ende August/Anfang September reif. Bei unreifen Nüssen ist die Schale weich, innen ist eine weiße Masse, in der ein ganz kleiner, vorerst noch wässriger Kern heranwächst. Erst wenn die Schale hart ist, ist die Nuss reif. Der Kern füllt dann die Schale gänzlich aus und ist von einer dünnen, braunen Haut umgeben, an der bei genauer Betrachtung bereits der neue Keim zu sehen ist.

Haselnüsse sind getrocknet gut haltbar und vielseitig zu verwenden. Besonders beliebt sind sie ganz oder entsprechend zerkleinert in Müslis oder verschiedenen Riegeln, oder gerieben für Strudel, Kuchen, Torten und Backwerk. Feinen Weihnachtsbäckereien wie Nussstangerln oder Vanillekipferln kann kaum jemand widerstehen.

Am allerbesten jedoch schmecken Haselnüsse, wenn man sie frisch vom Strauch pflücken und gleich am nächsten Stein aufklopfen kann. Als Kinder haben wir die Nüsse öfters auch mit den Zähnen aufgebissen, das ist allerdings auf keinen Fall ratsam, denn nur allzuleicht kann dabei ein Zahn abbrechen. Wenn man Haselnüsse pflücken will, muss man aber den richtigen Zeitpunkt erwischen, denn es gibt auch andere, die sich dafür interessieren. Eichhörnchen z. B. schätzen Haselnüsse ebenfalls sehr, sie vergraben sie an verschiedenen Stellen als Wintervorrat. Weil sie aber nicht alle ihre Depots wiederfinden, beginnen die Nüsse zu keimen und wachsen, und so tragen die Eichhörnchen ungewollt zur Verbreitung der Haselsträucher bei, was ihnen jedoch selber wieder zum Nutzen ist.

Besonders im Sommer bieten Haselbüsche zahlreichen Vögeln Unterschlupf und geschützte Nistplätze. Wenn man dem Volkslied glauben darf, sind sie sogar bevorzugte Plätze für die Nachtigall. In einem alten Lied heißt es:

Was schlagt denn da drobn auf dem Tannabam (Tannenbaum).
Was kann so schen singen und schrein?
Was wird denn grad das für a Vogerl sein,
das muaß ja a Nachtigall sein.

Na na, mei Bua das is koa Nachtigall,
na na, mei Bua das kann net sei;
a Nachtigall schlagt auf koan Tannabam,
die schlagt auf a Haselnusstaudn.

Dieses Lied ist eher nur in der alpenländischen Region verbreitet, während „Schwarzbraun ist die Haselnuss" zu den bekanntesten Volksliedern im ganzen deutschen Sprachraum gehört.

Die vielseitige Nutzbarkeit von Haselholz ist weitgehend in Vergessenheit geraten, seit es alle Arten von Stöcken und Stangen aus Holz, Kunststoff und Metall in den vielen Bau- und Bastelmärkten zu kaufen gibt. Der Haselstock war zu allen Zeiten ein nützlicher Gegenstand, er ist *der* Wanderstock überhaupt und ist auch zum Aufbinden von Pflanzen und Blumen im Garten hervorragend geeignet (Bohnenstangen z. B.). Auch Pfeil und Bogen kann man bestens aus Haselholz herstellen. Noch besser ist es allerdings, wenn die Pfeile aus starkem Schilf sind und nur die Spitze aus Holz. Für diese Spitze wiederum sind Hollunderzweige gut geeignet, weil sie innen eine weiche Masse haben und man so den Schilfpfeil direkt in die Holzspitze hineinstecken kann.

Bis vor gar nicht so langer Zeit wurden als Schistöcke fast nur Haselstöcke mit Tellern aus Holz und Lederriemen verwendet. Erst allmählich kamen Bambus- oder Metallstöcke in Gebrauch. Letztere waren teuer und die meisten konnten sich das damals noch nicht leisten. Für einen Schistock eignete sich jedoch nicht jeder beliebige Haselstock. Er musste gerade gewachsen sein, die richtige Stärke und eine glatte Rinde haben, durfte nicht zu stark verjüngen (nach oben nur wenig dünner werden) und es durften keine Seitentriebe dran sein. Solche Stöcke waren gar nicht so leicht zu finden, obwohl es überall viele Haselbüsche gab. Als Kinder haben wir immer nach Schistöcken Ausschau gehalten und sie auf Vorrat geschnitten, wenn wir einen gefunden haben. Sie mussten nämlich gut trocknen, ehe man sie verwenden konnte, und im Winter ist immer wieder mal einer zu Bruch gegangen. Wir mussten auf dem Schulweg mit den Schiern sehr schwierige Strecken durch Wald, über Zäune und auch durch Hohlwege bewältigen. Da half manchmal nichts, als die Stöcke über Kreuz zwischen die Beine und mehr oder weniger stark draufsetzen, um so zu bremsen. Nach der Schule mussten wir den steilen Weg, für den wir im Winter fast zwei Stunden brauchten, wieder durch den Tiefschnee aufsteigen, da mussten die Schistöcke schon einiges aushalten.

Lange Haselstöcke mit einem starken Eisenspitz werden immer noch von Jägern und manchen Bergwanderern benutzt, sie sind eine ausgezeichnete Hilfe im unwegsamen und steilen Gelände. Bergab kann man bei richtigem Einsatz auch viel von der Belastung für Knie und Gelenke abfangen. Dazu braucht man allerdings schon einige Übung. Ein Haselstock ist deshalb am besten für diesen Zweck geeignet, weil er genug Spannung hat, um die Last auszuhalten. Außerdem wird die Rinde durch den Gebrauch schon bald ganz glatt, sodass er angenehm in der Hand liegt und gut rutscht. Allerdings sind solche Stöcke noch bedeutend schwerer zu finden als die oben erwähnten Schistöcke, weil sie ja länger sein müssen.

Als Kinder wussten wir noch etwas ganz anderes mit den Haselstauden anzufangen. Wenn sie im Mai gut in Saft sind, kann man daraus Maipfeifchen schnitzen! Das konnte freilich nicht jeder so gut, um so stolzer war der, dessen Pfeiferl besonders gut funktioniert hat.

Noch eine Verwendungsmöglichkeit von Haselholz darf nicht unerwähnt bleiben, auch wenn sie heute keine so große Rolle mehr spielt. In allen Kulturen wurden seit Urzeiten Körbe und Matten aus den Materialien geflochten, die es in den betreffenden Regionen gibt. Im alpinen Raum waren früher auf den Bauernhöfen und auch in jedem Haushalt zahlreiche Körbe in verschiedenen Größen und Formen in Gebrauch. Die Formen hingen teils vom Zweck ab, für den sie hergestellt wurden, teils gab es auch typische Formen in verschiedenen Regionen. Größere Körbe mussten aus einem besonders widerstandsfähigen Material hergestellt werden, dafür wurde in unserer Gegend Haselholz verwendet. Wie das vor sich ging, wird am besten durch den Blick in die Werkstatt eines alten Korbflechters deutlich. Ich war knapp zwölf Jahre alt, als wir in seine Nachbarschaft gezogen sind und ich habe ihm oft bei der Arbeit zugeschaut. Bis in die 1960er Jahre hat er unzählige Körbe aus Haselspänen geflochten, zum Teil große für Heu, Stroh, Streu etc., das waren die sogenannten „Buckelkörbe", aber auch kleinere für Holz oder anderen Gebrauch. Die Körbe hatten alle am Boden ein Gestell aus Holz und die Buckelkörbe auch noch zwei Holzteile auf der flachen Seite, damit Tragstricke durchgezogen werden konnten. Geflochten hat er von unten nach oben. Zuletzt kam die Verstärkung für die Griffe oben am Korb und dann noch ein starker Ring als Abschluss.

Für die langen Späne brauchte er ganz besondere Haselstecken und sie mussten sehr sorgfältig bearbeitet werden, ehe sie sich zum Flechten geeignet haben. In der Werkstatt gab es keine einzige Maschine, alles war Handarbeit. Das wichtigste Arbeitsgerät war die „Roaf-Schammel" und das „Roaf-Messer". Die Roafschammel war eine Art Bank mit einem Aufsatz und einem beweglichen Holzkopf, der mit einem primitiven Pedal unter der Bank betätigt werden konnte. Bei der Arbeit saß man darauf so, dass man die Bank zwischen den Beinen hatte und das Pedal betätigen konnte. Das Arbeitsgut konnte so leicht unter dem Holzkopf festgeklemmt und wieder losgelassen werden. Geschnitten wurden die Haselstecken mit dem Roaf-Messer, einem etwa 40 bis 50 cm langen schmalen Messer mit Holzgriffen an beiden Enden. Das Messer wurde entsprechend angesetzt und zu sich herangezogen. Mit diesem Messer hat der Korbmacher die Haselstangen in dünne Späne geschnitten und auch das Holz für die Gestelle zugeschnitten. Damit das Haselholz geschmeidig und biegsam genug zum Flechten wird, hat er sowohl die Stangen als auch die geschnittenen Späne im großen Wassertrog bei einem benachbarten Bauern eingeweicht. Damals gab es in dieser Gegend noch keine Wasserleitung, deshalb musste nicht nur der Korbmacher, sondern auch noch vier andere Nachbarn bei diesem Brunnen das Trinkwasser holen. Jeder achtete dabei sorgfältig auf die mit Steinen beschwerten Späne im Brunnen.

Mit diesen Körben aus Haselspänen konnten auch schwere Lasten getragen werden. Das war in der Region auch durchaus nötig, denn unter anderem mussten regelmäßig die Steine von den Feldern aufgesammelt und weggetragen werden. Im steilen Gelände musste auch beim Anbau von Getreide jeweils die Erde von der untersten Furche hinaufgetragen und vor der obersten Furche wieder eingearbeitet werden, weil sonst alles abgerutscht wäre. Das war vor allem Frauenarbeit.

Ein Mann (geb. 1955) erzählte kürzlich, dass seine Mutter es fast nicht mehr geschafft hätte, ins Haus zu kommen, als er geboren wurde. Sie war im achten Monat schwanger und gerade beim Erde „auftragen“, als sich plötzlich die Wehen einstellten. So manches Kind wurde vorzeitig entbunden, als die Mutter gerade beim Steine- oder Erde-Tragen war. Ein Fall wurde mir erzählt, wo die Frau beim „Stoaklaubn“ (Steineklauben) sogar auf dem Feld entbunden hat.

Körbe brauchte man ansonsten vor allem für Holz, Laub, Sägespäne etc., bei besonders steilen Flächen wurde öfters sogar der Kuhmist mit dem Korb auf die Felder getragen zum Düngen.

Hin und wieder wurde ein Haselkorb auch zu einem ganz besonderen Anlass benutzt. Früher war es üblich, dass neugeborene Kinder schon am Tag der Geburt oder zumindest am nächsten Tag zur Taufe in die Kirche gebracht wurden. Da es noch keine Straßen gab, wurde im Winter, wenn viel Schnee lag, manchmal ein Baby mit Polstern in einen großen Korb gepackt und so den weiten Weg von einer, zwei oder sogar mehreren Sunden in die Kirche getragen. Der Träger hatte auf seinem Weg in solchen Fällen wohl meist einen Haselstock in der Hand.

Eigentlich erstaunlich, was in einem unscheinbaren Haselbusch alles steckt …

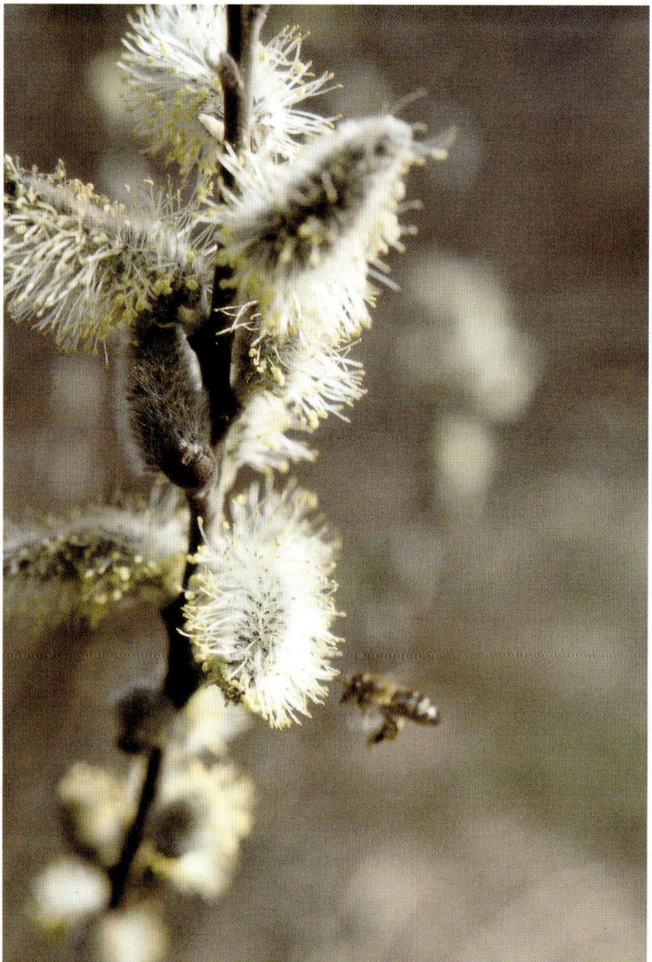

Bienen machen nicht nur Honig

Nicht nur wir Menschen erfreuen uns an den ersten Frühlingsboten, die Bienen freuen sich mindestens genauso darüber. Schon bei den ersten warmen Sonnenstrahlen kommen sie heraus, beginnen mit ihrem Frühlingsputz und gehen auf Futtersuche. Hasel und Weiden sind daher für sie besonders wichtig, weil um diese Zeit am Boden oft noch Schnee liegt und deshalb sonst nichts blühen kann.

Wenn wir auf einer Blüte Bienen am Werke sehen, denken wir meist vor allem an Honig. Bienen machen aber nicht nur Honig, sie erfüllen dazu noch ganz wichtige Aufgaben in der Natur. Dabei durchbrechen sie sogar die sonst geltende Regel: „Fressen und gefressen werden." Die Biene frisst kein anderes Tier und auch keine Pflanze. Sie produziert, ohne zu zerstören, sie *gibt* sogar beim Fressen, indem sie die Blüte, von der sie ihre Nahrung holt, bestäubt. Zwar wird diese Bestäubung auch von anderen Insekten besorgt, Bienen erfüllen jedoch in besonderem Maße eine wichtige Aufgabe im ökologischen Kreislauf. Sie sind im Gegensatz zu den anderen Insekten „blütenstet", das heißt, sie bleiben einen ganzen Tag bei der gleichen Art von Blüte. Wenn sie am Morgen eine Apfelblüte anfliegen, bleiben sie den ganzen Tag bei Apfelblüten und wechseln nicht zu einer anderen Obstblüte oder Blume. Das begünstigt die Bestäubung der Blüten sehr. Haben sie in den 1950er Jahren in unserem Gebiet etwa 45 % bis 50 % der Blütenbestäubung besorgt, so waren es in den 1990er Jahren bereits etwa 80 %, da viele andere Insekten ausgestorben sind. Ohne Bestäubung durch die Bienen gäbe es bei der Obsternte katastrophale Einbußen – laut Aussagen von versierten Imkern sogar bis zu 80 % bei Äpfeln, 65 % bei Birnen und sogar bis zu 90 % bei Kirschen.

Die Biene ist auch Trägerin der *Kreuzhefe*, einer für Wiederkäuer wichtigen Substanz, die in der Natur ohnehin rar geworden ist, weil heute bedeutend früher gemäht wird als früher und deshalb die Gräser nicht richtig ausblühen können. *Bienengift* und *Propolis* finden in Medizin und Naturheilkunde vielfach Verwendung, und dazu produzieren Bienen gleichsam als „Nebenprodukt" auch noch Bienenwachs.

Kerzen aus Bienenwachs erfreuen sich zur Zeit wieder großer Beliebtheit. Früher war dieses Wachs besonders wichtig und auch deshalb entsprechend wertvoll. Eine große Rolle hat es in der Zunft der Schuster gespielt. Das grobe „Schustergarn“ wurde vor dem Nähen mit Bienenwachs eingeschmiert, weil es dadurch geschmeidiger und haltbarer wurde. Vermutlich deshalb hatte das Wachs zudem eine wichtige Funktion in den Zunftregeln. Früher gingen Handwerker wie Schuster, Schneider, Weber, Sattler etc. auf „Stör“. Sie kamen direkt in die Häuser und stellten dort an Ort und Stelle her, was gebraucht wurde. In welchem Gebiet welcher Meister auf Stör gehen durfte, wurde durch die „Zunft“ geregelt. Hat jemand diese Regeln übertreten und in fremdem Gebiet gearbeitet, wurden Strafen verhängt, die meistens nicht in Geld, sondern in Materialien eingehoben wurden. Bei den Schustern wurden solche Strafen unter anderem in Form von Bienenwachs verhängt.

Laut Forschung sind Bienen schon 40.000 Jahre alt. Ursprünglich kommen sie aus den Tropen, heute sind sie aber bis zum Nordkap verbreitet. Das ist nur möglich, weil sie im „Volksverband“ leben. Ein Bienenvolk besteht in der Blütezeit aus 60.000 bis 80.000 Bienen, im Winter sind es nur etwa 15.000 bis 20.000. Die Temperatur im Bienenstock ist im Sommer konstant um 36° bis 37,5° und im Winter um 33°, wobei die Regelung im Winter durch die „Wintertraube“ erfolgt, die stets zwischen innen und außen rotiert.

Die Königin ist etwa zweimal größer als eine Arbeitsbiene, sie sorgt für den Zusammenhalt des Volkes und für die Jungbienen. Im Mai legt sie 2.000 Eier am Tag. Sie beeinflusst auch die Eigenschaften des Volkes, dadurch ist es möglich, Bienenvölker zu züchten, die weniger aggressiv sind.

Im Sommer gibt es in einem Bienenstock auch etwa 2.000 bis 3.000 *Drohnen.* Sie sind etwas größer als eine Arbeitsbiene und können nicht stechen. Sie sind männlich, ihre Aufgabe ist die Begattung der Königin und sie sind auch für die Harmonie wichtig. Sie sterben, sobald die Brutzeit vorbei ist.

Es hat einen guten Grund, weshalb Bienen als besonders fleißig gelten. Eine Jungbiene übernimmt schon am 3. Lebenstag eine Funktion als „Putzbiene“, später als „Ammenbiene“, „Baubiene“ oder „Wächterbiene“.

Um genug Pollen, Nektar und Wasser für 1 kg Honig in den Stock zu tragen, müssen Bienen 300.000 km zurücklegen. Sie suchen dabei nicht den *nächsten* Nektar, sondern immer den *besten.* Beim Wasser bevorzugen sie Pfützen, krautiges Wasser oder Moorwasser, denn darin sind für ihre Gesundheit wichtige Substanzen, z. B. Öle, Salze, Spurenelemente u.s.w., enthalten. Wenn sie gute Nektarquellen gefunden haben, geben sie das im Stock an die anderen Arbeitsbienen weiter. (Die „Bienensprache“ besteht aus Schwänzeln und Rundtanz.) Dabei werden nicht nur erstaunlich exakt Entfernungen angegeben, es sind sogar Windverhältnisse und die dadurch bedingte Abdrift berücksichtigt. Eine Biene fliegt am Tag etwa 15 Mal aus und ist jeweils ca. 25 Minuten unterwegs. Um genug Nektar für eine gefüllte Honigblase oder genug Pollen für ein gefülltes Höschenpaar zusammenzubringen, muss sie 100 Blüten besuchen. Die gesammelten Pollen kann man gut als gelbe Verdickungen an den Hinterbeinen sehen, in der Imkersprache nennt man das „Höschen“.

Wenn Bienen Waben bauen oder Honig produzieren, dann tun sie das nicht für den Menschen, sondern für ihre eigene Nahrung und für den Wintervorrat. Weil ihnen aber der Imker diesen Vorrat wegnimmt, muss er ihnen im Herbst einen Ersatz aus Zucker geben. Das muss jedoch rechtzeitig geschehen (Ende August etwa), damit sie noch Zeit haben diesen Ersatz entsprechend zu verarbeiten, sonst würden sie im Winter verhungern.

Die Bienen sind bei ihrer Arbeit sehr genau. Jede einzelne Kammer in einer Wabe ist sorgfältig aufgebaut, und sobald sie mit Honig gefüllt ist, wird sie mit einer dünnen Wachsschicht geschlossen, oder wie der Imker sagt „verdeckelt“. Diese Verdeckelung muss vorsichtig entfernt werden, ehe die vollen Waben in der Honigschleuder ausgeschleudert werden.

Die Imkerei hat sich in den letzten Jahrzehnten sehr verändert. Früher gab es kaum Hilfsmittel, die Erträge waren niedrig und es war schwierig, die Bienenstöcke über den Winter zu bringen. Nach dem Krieg waren Lebensmittel noch jahrelang streng rationalisiert, man konnte sie nur mit zugeteilten Marken kaufen. Zucker war Mangelware, es gab für die Menschen schon zu wenig, wie sollte man ihn dann bekommen, um am Ende des Sommers die Bienen damit zu füttern? Andererseits war Honig besonders in Notzeiten ungemein wichtig für die Allgemeinheit, die Imkerei sollte also möglichst bald wieder in Gang gebracht werden. Deshalb gab es 1946 Verhandlungen mit dem Ministerium für Ackerbau und Ernährung, bei denen genaue Einzelheiten festgelegt wurden. Wer Bienen-Zucker kaufen wollte, musste dafür Honig abliefern. Für 5 kg Zucker mussten 2 ½ kg Honig geliefert werden. Wer keinen Honig zum Abliefern hatte, musste sich durch eine eidesstattliche Erklärung verpflichten, dass er bei der ersten Schleuderung die entsprechende Menge Honig liefert. Seine Bienen waren bis dahin *verpfändet*! Die leeren Zuckersäcke mussten wieder zurückgegeben werden, weil ja alles sehr knapp war.

Die Imker schlossen sich schon sehr früh in einem Verein zusammen, um ihre Belange besser vertreten zu können. Bereits Anfang der 1920er Jahre wurden auch in den Landgemeinden Ortsgruppen gegründet. Eine wichtige Aufgabe des Imkervereins war es, Informationen an die Bienenzüchter weiterzugeben. Im Jahr 1947 gab es z. B. die Nachricht, dass nun Honigschleudern bestellt werden konnten. Gekostet haben diese Schleudern 960 Schilling, das konnten sich damals freilich noch lange nicht alle Imker leisten. Die „Imker-Zeitung" gab es auch bei uns zu Hause. Ich bin 1950 in die Schule gekommen, und sobald ich lesen konnte, habe ich sie von Anfang bis Ende durchgelesen. Es gab ja sonst keinerlei Lesestoff im Haus.

1949 konnte man wieder Zucker kaufen, ohne dafür Honig abliefern zu müssen, allerdings war er immer noch rationiert. Erst 1954 war Zucker unbeschränkt erhältlich, er kostete damals 5,80 Schilling pro kg. Probleme gab es aber auch mit dem Transport von Bienen-Zucker, zumal es sich dabei um recht große Mengen handelte und in dieser Zeit viele Eisenbahnwaggons „von den Befreiern benötigt wurden". Die Besatzungsmächte hatten zahlreiche Züge für ihre Zwecke beschlagnahmt und die fehlten überall, umso mehr, da bei der Eisenbahn ohnehin sehr viel durch Bomben zerstört worden war.

Damals war ein Bienenstock sehr wertvoll und man hat sich entsprechend Mühe darum gemacht. Wenn ein Stock schwärmt, besteht immer die Gefahr, dass er irgendwo hinfliegt, wo man ihn nicht mehr findet, oder sich wo festsetzt, wo man nicht hinkommt, um ihn einzufangen. Bei uns war das besonders leicht möglich, weil der Wald ganz nahe war. Deshalb mussten wir stets auf der Hut sein und ganz genau aufpassen. Dass ein Bienenstock zu schwärmen beginnt, erkennt man am ehesten daran, dass die Bienen anders fliegen als sonst. Sie fliegen nicht normal vom Flugloch weg, sondern sausen in einem scharfen Zick-Zack hin und her. Der ausfliegende Schwarm sammelt sich auf diese Weise und sucht dann einen Platz, wo er sich als Traube allmählich festsetzen kann. Oft sind wir vor einem Schwarm hergelaufen, haben mit einem Eisenstück und zwei alten zusammengebundenen Sensenblättern möglichst viel Lärm gemacht und mit einer kleinen Holzspritze Wasser gespritzt, um die Flugrichtung zu beeinflussen. Ob das viel geholfen hat, weiß ich nicht, jedenfalls waren wir immer sehr froh, wenn er sich endlich auf einem Baum niedergelassen hat. Später war es dann schon einfacher. Da hatten wir eine Art großen Trichter mit etwas Honig drinnen, der wurde in der Flugrichtung des Schwarms in einen Baum gehängt. Wenn es gelang, den Schwarm dort hineinzulocken, war es auch viel einfacher, ihn später ins Bienenfass zu bekommen. Heute ist ein Bienenschwarm im Verhältnis nicht mehr so wertvoll wie damals, Honig kann man überall im Geschäft kaufen und kleine Imker werden immer weniger. In dichter bewohnten Gebieten wie Siedlungen dürfen gar keine Bienen mehr gehalten werden, weil es oft zu Konflikten mit Nachbarn gekommen ist.

Früher hieß es im Frühling: Zu Josefi (19. März) sollte man seinen Rock (Jacke) verkaufen und sich dafür einen Bienenstock kaufen!

Gänseblümchen

Gänseblümchen sind wahrscheinlich jene Blumen, die am allermeisten verbreitet sind, aber am allerwenigsten beachtet werden. In den Wiesen, in Obstgärten, an Wegrainen, in Gärten oder am Rande von Getreidefeldern, überall, wo Gras wächst, sind auch diese kleinen Blümchen zu finden. Auf einer Wiese fallen sie kaum auf, weil fast alle anderen Blumen und Gräser größer sind. Im kurzen Rasen in einem Garten kommen sie viel besser zu Geltung, dort werden sie jedoch vielfach sogar als Unkraut bekämpft. Auf den Packungen

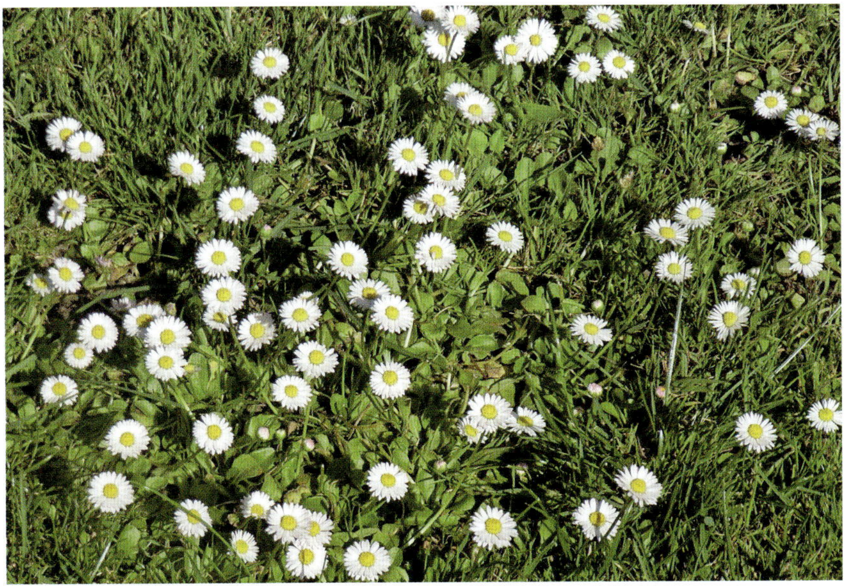

von Produkten, die zur Unkrautvernichtung im Rasen angeboten werden, findet man in der Beschreibung neben anderem immer auch das Gänseblümchen. Stellt sich die Frage: Was ist eigentlich ein Unkraut?

Tatsache ist, dass Gänseblümchen im kurz gehaltenen Rasen selbst dann gut gedeihen, wenn er häufig betreten wird, wenn Kinder darauf herumtollen oder Sport betrieben wird. Blümchen und Blätter sind widerstandsfähig, wer sie nicht in seinem Rasen haben will, wird einen dauernden Kampf dagegen führen müssen, denn sie sind ausdauernd und kommen immer wieder.

Wer aber nicht unbedingt nur feines Gras bevorzugt, wird seine Freude daran haben. Etwa Anfang Juni sind Rasenflächen mit Gänseblümchen besonders hübsch. Auch wenn gemäht wird, dauert es nur zwei bis drei Tage, bis die weißen Blüten wieder da sind. Zwar blüht das Gänseblümchen nicht immer so häufig wie um diese Zeit, doch man kann es vom frühesten Frühling bis in den Winter hinein finden. Es kapituliert überhaupt nur vor hartem Frost, alles andere kann ihm nichts anhaben. Selbst im Winter kann man es gelegentlich sehen, wenn es zwischendurch taut und irgendwo schneefreie Flecken sind.

Bei trübem Wetter und in der Nacht sind die Köpfchen geschlossen, sobald jedoch die Sonne hervorkommt, sehen sie aus wie kleine Sterne. Kinder haben schon immer gerne Kränze fürs Haar oder fürs Handgelenk aus diesen Blümchen geflochten. Dazu wird der Stängel einer Blume mit dem Fingernagel ein Stück weit gespalten und eine andere Blume bis zum Köpfchen durchgezogen, dann wird der Stängel dieser Blume gespalten und die nächste durchgezogen u.s.w. Man braucht dazu allerdings einiges Geschick, denn die Stängel sind sehr dünn und, wenn man nicht gut aufpasst, knicken sie leicht.

Auch zum „Kochen-Spielen" sind Gänseblümchen sehr gut geeignet. Sie sind klein genug für Spielzeugtöpfe, man kann sie also sehr gut als „Gemüse" oder ähnliches hernehmen, und sie wachsen überall in Mengen.

So etwas wie „Gemüse" dürften Gänseblümchen auch für unsere Hündin Jenny gewesen sein, denn sie hat sie mit Vorliebe gefressen. Manchmal hat sie auf einem Fleck im Garten ganz gezielt alle abgeweidet, und vor lauter Eifer hingen ihr dabei die Blüten auf beiden Seiten aus der Schnauze heraus, wenn sie den Kopf gehoben hat.

In großen Notzeiten haben auch Menschen aus verschiedenen Blättern wie Gänseblümchen, Spitzwegerich, Löwenzahn, Brennnessel u.s.w. eine Art Spinat oder eine Suppe bereitet, um überhaupt etwas zu essen zu haben. In der letzten Zeit werden solche Pflanzen auch wieder öfters zur Zubereitung von

Speisen verwendet, die dann sogar als „Spezialität" oder als besonders „gesund" gelten, aber das ist natürlich etwas ganz anderes, weil dabei auch zahlreiche andere Zutaten verwendet werden.

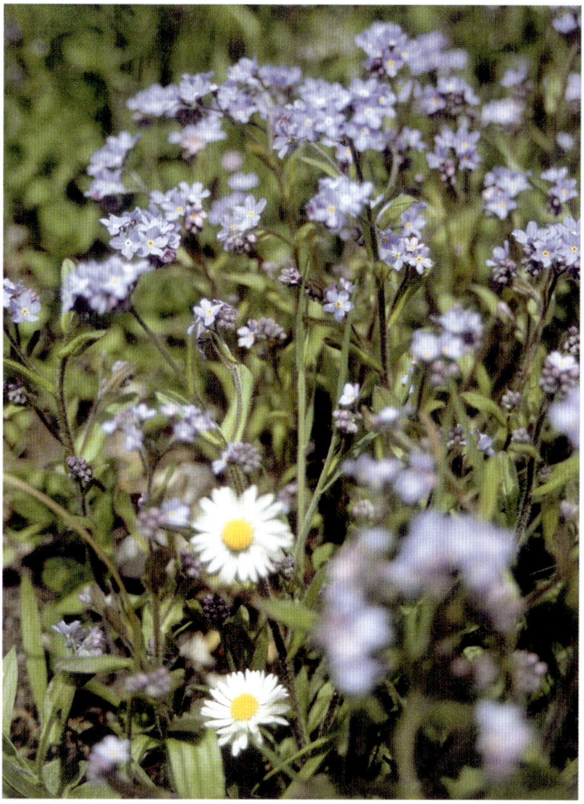

Damals hatte man aber nichts als Wasser dazu und vielleicht noch etwas Mehl. Ein ehemaliger Salinenarbeiter aus Hallein erzählte davon, wie es seiner Familie im Kriegswinter 1917 gegangen ist. Er hatte mehrere Geschwister und sie haben alle derart gehungert, dass sie kaum das Frühjahr erwarten konnten, wo endlich wieder Gras wächst und eben auch diese Blätter, damit sie irgend etwas daraus zubereiten konnten, um nicht zu verhungern. Leute wie dieser Mann wunderten sich natürlich sehr über die neuen Trends auf diesem Gebiet. Mit den damaligen Möglichkeiten der Zubereitung füllten diese Speisen zwar irgendwie den Magen, aber geschmeckt haben sie nicht, und sie waren auch alles andere als bekömmlich.

Damals ging es einzig und allein ums *Überleben*, alles andere war zweitrangig. Das hat natürlich die Menschen auch geprägt. Der Mann hat später alles darangesetzt, um am Dürrnberg bei Hallein ein kleines Häuschen kaufen zu können, auch wenn das in sehr schlechtem Zustand war. Dabei ging es nämlich gar nicht so sehr um das Haus, sondern vielmehr um das Recht, das dazu gehörte. Zu den alten Häusern am Dürrnberg gehörte nämlich das Recht, eine bestimmte Anzahl von Wochen im Jahr im Salzbergwerk Dürrnberg zu arbeiten. Etwas Grund für einen kleinen Garten war auch vorhanden und so war das zumindest eine bescheidene Existenzmöglichkeit. Um das alles abzubezahlen, musste er freilich lange eisern sparen, aber seine eigene Familie musste dann wenigstens nicht mehr hungern.

Dieses anfängliche Arbeitsrecht von bestimmten Wochen im Jahr dehnte sich nach dem Zweiten Weltkrieg dann automatisch aus, sodass ein ganz normaler Arbeitsplatz im Bergwerk oder in der Saline daraus wurde. Inzwischen sind das Bergwerk und die Saline längst geschlossen, diese Rechte blieben aber weiter bestehen, wenn sie auch in der Praxis nicht mehr eingefordert werden können. Aus diesem Grund wurde vor einigen Jahren versucht, eine rechtliche Lösung herbeizuführen, damit diese Rechte irgendwie abgegolten und gelöscht werden können. Ich weiß allerdings nicht, ob das schon beendet ist.

Heute sind wir in der glücklichen Lage, uns keine Gedanken über Not und Hunger machen zu müssen. Wir dürfen uns über eine mit Gänseblümchen übersäte Rasenfläche einfach freuen. Es lohnt sich aber, eines dieser kleinen Blümchen einmal genauer aus der Nähe zu betrachten.

Veilchen

Das Veilchen blüht ebenfalls schon bald im Frühling. Der Text eines alten Kinderliedes, das als Frage- und Antwortspiel gesungen wird, ist sehr zutreffend. Es heißt dort:

Ei, Veilchen, liebes Veilchen, so sag doch einmal an,
warum gehst du ein Weilchen den Blümelein voran?

Weil ich bin gar so kleine, drum komm ich vor dem Mai,
denn käm ich nicht alleine, gingst du an mir vorbei.

Man könnte wirklich leicht dran vorbeigehen, denn es blüht gern an eher unbeachteten Stellen, an Böschungen, Waldrändern oder einfach irgendwo inmitten von niedrigem Gebüsch oder Gestrüpp. Durch seine kräftig violette Farbe kann man das Veilchen mit etwas Aufmerksamkeit aber doch relativ leicht finden. Obwohl es nur sehr selten in großen Massen zu sehen ist, ist es vom Namen her wohl eine der bekanntesten Blumen überhaupt. Den hohen Bekanntheitsgrad verdankt das kleine, zarte Blümchen vor allem seinem Duft. Aus dem Stock werden ätherische Öle gewonnen und auch sonst ist Veilchenduft sehr beliebt. Dieser Duft war auch einer der ersten, die chemisch hergestellt wurden. Die für uns heute ganz selbstverständlich zum täglichen Alltag gehörenden Dinge wie Badezusätze, Duschgel, Haarshampoo, Abwaschmittel und die große Palette von Waschmitteln und Putzmitteln wurden erst durch die großen Fortschritte in der chemischen Industrie möglich. Noch bis etwa 1950 herum gab es kaum etwas davon, man war also auf natürliche Düfte wie eben Veilchen, Lavendel, Wacholder, Tannen, getrocknete Rosenblätter etc. angewiesen.

Zum Wäschewaschen und Putzen wurde hauptsächlich Aschenlauge verwendet. Dafür wurde die Holzasche aus dem Ofen in ein großes Gefäß gegeben und dann mit kochendem Wasser überbrüht. Beim Abkühlen senkte sich die Asche zu Boden und man konnte die gelblich-klare Flüssigkeit abschöpfen. Dabei musste man jedoch vorsichtig sein, damit der Bodensatz nicht aufgerührt wurde. Diese Lauge war für die Hände alles andere als mild; wenn man länger damit arbeiten musste, wurde die Haut ganz rissig.

Kaufen konnte man früher eigentlich nur Soda und grobe Seife. Eines der ersten Waschmittel hieß „Frauenlob“, womit wohl ausgedrückt werden sollte, dass die Wäsche damit so schön wurde, dass die Frauen dafür gelobt wurden. Für diese ersten Waschmittel und Toiletteartikel wurde auch schon sehr früh Werbung gemacht, vor allem im Kino.

Bevor aber all diese Dinge auf den Markt kamen, gab es nur die sogenannten „guat-schmeckerten“ (wohlriechenden) Seifen, die dementsprechend begehrt waren. So eine Veilchen-Seife war nicht nur für Frauen, sondern auch für Männer ein kostbarer Besitz, mit dem sehr sparsam umgegangen wurde. Man wusch sich damit nur am Sonntag, dann kam die Seife wieder in den Schrank zu den Kleidern, damit sie dort ihren Duft verströmte. Außer Veilchenduft gab es auch Maiglöckchen, Flieder, Lavendel, Rosmarin und – nicht zu vergessen – die bekannte Speikseife, die neuerdings wieder gerne in Naturkostläden angeboten wird. Den Speik kann man unter anderem in Almgebieten in Kärnten und Osttirol finden, dort gibt es auch dementsprechende Namen wie z. B. „Speikkogel“ oder „Speikboden“.

Eine solche Seife war früher ein begehrtes Geschenk, das man etwa von Tauf- oder Firmpaten zu besonderen Anlässen bekam oder als Mitbringsel von einer Wallfahrt. Bei einem ganz normalen „Krämer“ auf dem Land wurden sie kaum geführt. Diese Gemischtwarenhandlungen waren zwar in gewissem Sinn früher das, was heute ein Supermarkt ist, doch mit einem entscheidenden Unterschied: Es gab dort alles, was man im Alltag wirklich *brauchte*, die Supermärkte von heute leben jedoch davon, dass sie auch möglichst viel von dem verkaufen, was man eigentlich *nicht* wirklich braucht.

Was es beim Krämer nicht gab, kaufte man entweder beim *Hausierer* oder beim nächsten „Kirtag“ (Jahrmarkt), wo verschiedene Verkaufsstände von auswärts in den Ort kamen. Dort konnte man von der Veilchenseife bis zum Taschenmesser und vom Heiligenbild bis zum Tabaksbeutel alles bekommen. Der Kirtag, mit dem in vielen Orten auch ein Viehmarkt verbunden war, war jedes Jahr ein Ereignis, auf das sich die Leute schon gefreut haben. In manchen Orten fand er am Namenstag des jeweiligen Kirchenpatrons statt, immer aber entweder an einem bestimmten Datum oder sonst einem fixen Termin (z. B. zweiter Sonntag im September oder erster Samstag im November).

Diese Jahrmärkte haben später mehr und mehr an Bedeutung verloren, nachdem man in den Geschäften das ganze Jahr über alles kaufen konnte, ganz von der Bildfläche verschwunden sind sie aber nie. In den letzten Jahren gibt es sogar wieder viele „Standln“, die jedoch hauptsächlich von ausländischen Verkäufern betrieben werden.

Hausierer waren Händler, die mit ihren Waren von Haus zu Haus gezogen sind. Diese Leute waren meist sehr wortgewandt und verstanden es gut, ihre Ware anzupreisen. Manche haben dabei auch gesungen oder sich mit einem Lied in ein Haus eingeführt wie z. B.: „Geh, Bäurin, hol die Dirnen her, die Kramer die sand da …“

In einem alten Hausiererlied wird das bunte Warensortiment eines Hausierers besonders treffend beschrieben. Dabei wird freilich kräftig übertrieben, denn Türen oder Fenster haben sie wohl eher nicht dabeigehabt. Aber man muss sich dieses Durcheinander, das hier aufgezählt wird, einmal auf einem Haufen vorstellen. Kein Wunder, dass die Leute alle zusammengekommen sind und geschaut haben, was der Hausierer da so alles zum Vorschein bringt. Sicher gab es dabei auch viel Spaß und es war für alle eine Abwechslung.

Hausiererlied

Heut hab i all's bei mir Stiefelwichs und Goaßlschmier,
und an Karmelitergeist und a g'selchts Fleisch.
Leutln, kemmts her zu mein Stand, allerhand,
Fließpapier und Zuckergandl, Himmibrand,
Haring, Weichsel, groaße Zwiefel,
Branntwein und schean gwichste Stiefel,
Wintergwand.

I bin a guate Seel, alleweil fidel, fidel,
müaßts halt mia a guat sein, dann is es fein.
Haselnussn, scheane Geign, Lagerbier,
Schwefelhölzer, frische Feign, Einsiad-Gschirr,
Vitriol und Eisenschmelz,
für dreißg Gulden an Kuppelpelz,
Wagenschmier.
Kerschenstrudel, Federmesser, Kretzensalm,
Tintentegel, alte Schlösser, Schneckenschaln,
Turteltauben, Hosenheber, Hennadarm und prächtigs Leder,
neue Schnalln.
Fensterstöck und Lebernockn, Pfeifenrohr,
schweiners Bratl, falsche Lockn, schwarzes Flor,
Kuttelfleck, Karfreitagratschn,
Hünersteign und junge Gratschn,
Jagahorn.

Alte Leiern Klarinetten, Besenstiel,
Bamerantschn, Harfenleder, Kartenspiel,
guatn Kas und neue Lieder,
Schnürmiaderhaken für a Miader,
Petersiel.

Große Tegl mit Pomade, Krautsalat,
Schnecknbluat und Winterradi, Methidat,
kloane Fisch und Betnkralln, Ferderwisch und Ratzenfalln,
alls is da.
Kampl, Ring für scheane Madl, Stiefelwichs,
und a eisens Krapfenradl, Feuerspitz,
Märzenkatzl, junge Affn, an Dudlsack zum Tanz aufmachn,
Küachispitz.

Alte Stutzn, Fensterscheibn, Stubentür,
harte Wurscht und schwarze Kreidn, Kaiserbirn,
guate Messer voller Schartn, an guatn Speck mit samt der Schwartn,
Eselshirn.
Rechen, Sensen, Wassernudel, Bergkristall,
Bärenhaut, Katatschennägl, Ochsengalln,
Balsambüchsen, Butterfassl, nachher trink ma no a Maßl,
aft is gar.

Manche dieser Hausierer kamen von weit her, wie z. B. die so genannten „Gutschewerer“, die aus einem sehr armen Gebiet stammten. Sie hatten noch aus der österreichisch-ungarischen Monarchie ein verbrieftes Recht, das sie berechtigte, im ganzen Gebiet der ehemaligen Monarchie Handel zu treiben und sich so ihren Lebensunterhalt zu verdienen.

Im Flachland waren Hausierer meist mit Pferd und Wagen unterwegs, in den Gebirgsgegenden – wie im Lammertal – mussten sie alles, was sie verkaufen wollten, mit sich herumtragen und ihr Warenangebot war dementsprechend bescheidener. Viele dieser „Umtrager“ waren überhaupt auf gewisse Waren spezialisiert. Die einen hatten Stoffe, andere Kleinkram wie eben Seifen, Taschenmesser, Scheren etc., wieder andere Handarbeitsartikel zum Stricken, Sticken und Nähen oder was sonst so alles gebraucht wurde. Eines hatten sie alle gemeinsam: sie kamen viel herum, verbreiteten Neuigkeiten, wussten viel zu erzählen und gelegentlich betätigten sie sich auch als Vermittler. Sie wussten, wo etwa eine Magd, ein Knecht oder anderes Personal gebraucht wurde, und so mancher junge Mensch kam dadurch in einen anderen Ort.

Auch ich bin als junges Mädchen einmal von einer Hausiererin vermittelt worden. Diese Frau kam öfters zu uns und meine Mutter kaufte bei ihr meist die Arbeitsanzüge, die mein Vater im Sägewerk gebraucht hat. Außerdem hatte sie immer sehr schöne Kopftücher dabei. Nachdem meine Mutter sie schon kannte, hat sie ihr bei ihren Besuchen meist einen Tee angeboten und da kamen sie ins Gespräch. Die Tochter dieser Frau machte eine Lehre in einem Möbelgeschäft und dort wurde gerade eine Hausgehilfin gesucht. In der Familie gab es sechs Kinder zwischen 6 Monaten und 12 Jahren. Ich habe damals – nach meinem Schulabschluss mit 14 Jahren – als Kindergartenhelferin im Kindergarten Abtenau gearbeitet. Das habe ich zwar sehr gerne gemacht, aber das wurde als eine Art Praktikum geführt und deshalb bekam ich nur ein ganz kleines Taschengeld und das Essen. Normalerweise nahmen sie dort immer nur jemanden für ein Jahr, aber weil ich mich so gut mit der Nonne verstanden habe, die den Kindergarten geleitet hat, blieb ich noch ein zweites Jahr. Nun musste ich aber sehen, dass ich mehr verdiente, und außerdem bestanden meine Eltern darauf, dass ich alles für den Haushalt lernte, wie es damals halt für Mädchen üblich war. So wie die Hausiererin diese Familie beschrieben hatte, kam das gerade recht. Ich sollte dort „Familienanschluss" haben, also gut behütet sein, und so kam ich mit 16 Jahren vom abgeschlossenen Lammertal in die Stadt Hallein. Das war eine große Umstellung und ich habe dort nicht nur alles für den Haushalt gelernt, sondern auch sonst viel, was ich vorher nicht kannte. Nach zwei Jahren bin ich aber wieder in meinen ursprünglichen „Beruf" als Kindergartenhelferin gewechselt.

Die Hausiererin war noch oft bei meiner Mutter, mit ihrer Tochter habe ich mich angefreundet und sie war später auch öfters bei uns zu Gast. Geld gab es in diesem Fall natürlich keines, aber manchmal waren Vermittlungen auch ganz einträglich, besonders wenn es sich um Heiratsvermittlungen handelte. Da konnte durchaus ein schöner „Kuppelpelz" herausschauen, so wie es im Lied beschrieben ist.

Detail am Rande: Während ich diese Zeilen geschrieben habe, wurde ich aus Südtirol angerufen, weil von dort jemand demnächst in unserer Gegend sein werde und mir eine „Palette aus Naturprodukten vorstellen" wollte. Unter anderem geht's dabei um Seifen, die „nach alten Methoden hergestellt werden …" Im Grunde ist das ganz ähnlich wie bei den Hausierern früher, nur halt mit den modernen Möglichkeiten unserer Zeit.

Da wusste ich am Anfang gar nicht, was ich über Veilchen schon groß erzählen könnte, aber jetzt ist es doch recht viel geworden. Gut, dass dieses Blümchen schon so früh blüht, denn wenn das Gras schon länger ist, könnte man wirklich leicht daran vorbei gehen, so wie es im Kinderlied heißt. Wäre doch eigentlich schade …

Schlüsselblume

Schlüsselblumen laufen sicher nicht Gefahr, unbemerkt zu bleiben. Mit ihren gelben Blüten auf einem doch recht langen Stängel können sie sich durchaus auch im schon grünen und etwas längerem Gras behaupten, und sie sind auch dort von Weitem zu sehen. Sie wachsen auf Wiesen und auf Weideflächen, in Augebieten und an Feldrainen, in Obstgärten und am Straßenrand, in Gärten und an Wasserläufen, man begegnet ihnen praktisch überall. Eine grüne Frühlingswiese mit vielen Schlüsselblumen ist ein Anblick, der nicht nur das Auge,

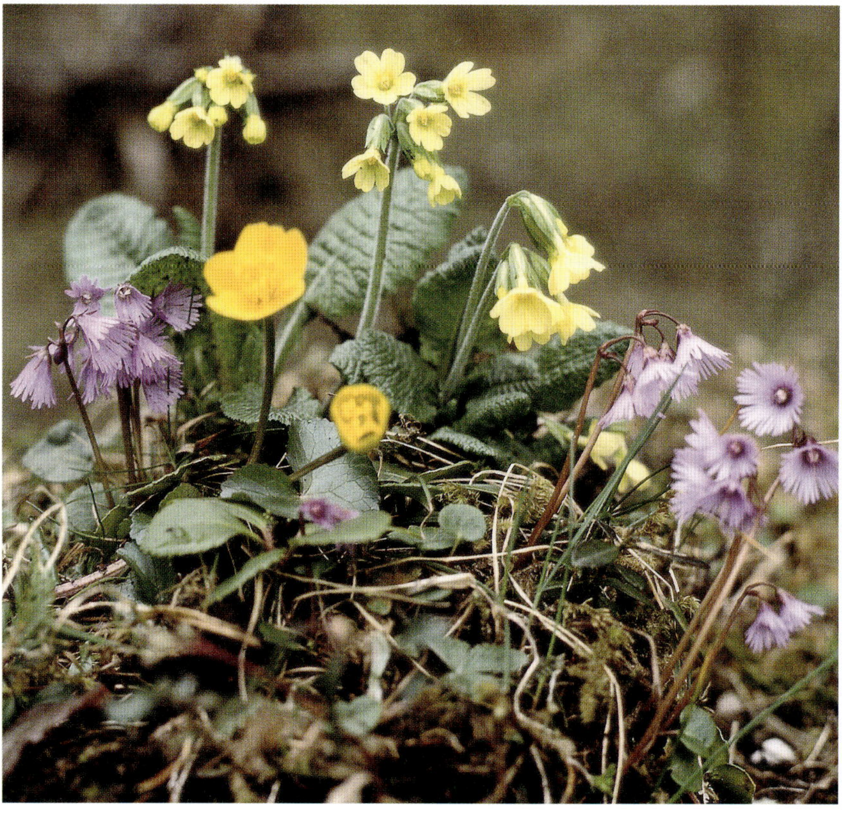

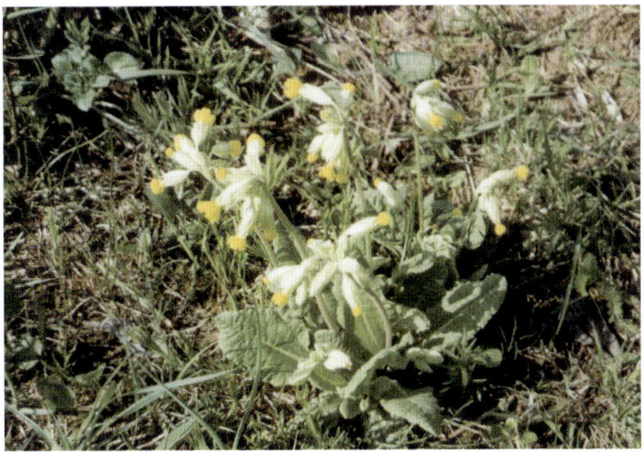

sondern auch das Herz erfreut. Besonders freuen sich darüber auch die Bienen, denn für sie ist das die erste wirklich üppige Nahrungsquelle im Jahr. Schlüsselblumen duften angenehm süß, getrocknet geben sie einen milden, wohlschmeckenden Tee, der gut bei Verkühlungen ist.

Nahe Verwandte der Schlüsselblumen sind die *Mehlblumen*, die aber viel seltener und nur an bestimmten Stellen zu finden sind. Sie wirken in der ganzen Art irgendwie schlanker und die Blüten sind etwas dunkler gelb. Als Standort bevorzugen sie eher karge Böden.

Mehlblumen sind geschützt!

Die Königin dieser Blumenart ist jedoch zweifellos das *Aurikel*, im Volksmund „Petersgstamm" oder einfach „Petersblume" genannt. Diese Blume hat ihren Standort im Gebirge, sie wächst am liebsten in Felsritzen oder an sonst sehr steinigen Plätzen. Im Frühling entwickeln sich zwischen den dicken Blättern starke Stängel mit vielen fast samtig wirkenden Blüten. Petersblumen haben ein ganz besonders leuchtendes Gelb und ihr Duft ist unvergleichlich. Sie sind ebenfalls streng geschützt!

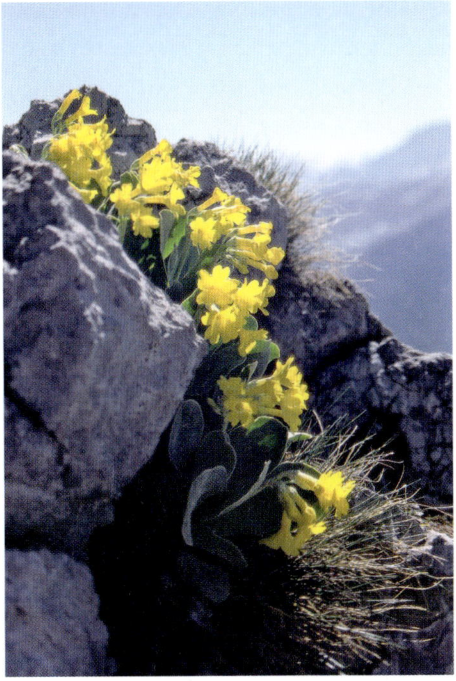

Wie sie zu ihrem Namen „Petersblume" gekommen sind, hat mir noch nie jemand beantworten können. Vielleicht könnte es auch damit zu tun haben, dass Schlüsselblumen früher auch „Himmelschlüssel" genannt worden sind und der Apostel Petrus als der gilt, der den Schlüssel zum Himmelstor verwaltet. Eine Petersblume einfach als Schlüsselblume zu bezeichnen, wäre freilich ein schlimmes Vergehen, aber immerhin ist sie doch artverwandt. Eines ist sicher, unpassend wäre die Verbindung von Himmelschlüssel und Petersblume nicht, denn wenn man an einem schönen Frühlingstag das Glück hat, an einem Felsen ein paar dieser herrlichen Blumen zu finden und ihren Duft zu riechen, dann ist das schon so etwas wie ein kleines Stückchen Himmel.

Bärlauch

Wenn überall die Schlüsselblumen blühen, dann kommt bald auch der Bärlauch hervor. Bärlauch wächst in großen Massen in Auwäldern, Laubwäldern oder an Waldrändern. Nicht selten ist der ganze Boden damit bedeckt und im Frühjahr (etwa ab Ende April) kann man schon von Weitem den intensiven Geruch der Bärlauchblätter wahrnehmen. Die Blüten kommen erst etwas später und sind eher unscheinbar. Frischer Bärlauch ist auch als Speisepflanze verwendbar. Früher waren es die armen Leute, die sich daraus Suppen oder Spinat gekocht haben, heute erlebt er einen richtigen Boom und gilt als besondere „Spezialität". In den Restaurants werden um diese Jahreszeit nicht nur Suppen, sondern auch Aufstriche und alle möglichen anderen Speisen mit Bärlauch angeboten. Dieser Trend hat viele Leute bewogen, auch selbst wieder Bärlauch zu sammeln und für Suppe, Gemüse oder zum Garnieren für Salate und andere Speisen zu verwenden.

Achtung! Bei Bärlauch als Speisepflanze ist große Vorsicht geboten. Er eignet sich zur Speise nur jung und ehe er blüht. Die Blätter sind aber leicht mit den Blättern vom giftigen Maiglöckchen zu verwechseln, besonders da diese direkt nebeneinander wachsen können. Es passiert auch jedes Jahr wieder, dass Bärlauch mit den Blättern der sehr giftigen Herbstzeitlose verwechselt wird und dadurch schwere Vergiftungen auftreten. Nicht selten sind es Leute, die denken, sich in der Natur recht gut auszukennen, die durch solche Verwechslungen zu Schaden kommen. Erkennen kann man den Bärlauch am sichersten an seinem intensiven Geruch, der dem Knoblauch ähnlich ist. Doch gerade wo Bärlauch in großen Mengen wächst und der Geruch in der ganzen Umgebung sehr intensiv ist, muss jedes Blatt ganz genau geprüft werden, um sicher zu sein.

Sumpfdotterblume und Kresse

Sumpfdotterblumen und Kresse wachsen oft nebeneinander, denn sie mögen beide das Wasser. Sumpfdotterblumen gibt es im Frühling sehr häufig. Sie sind recht leicht finden, denn sie haben eine kräftig gelbe Farbe, blühen meistens in Büschen zusammen und sind daher weithin sichtbar. Die dunkelgrünen Blätter sind ebenfalls kräftig. Sumpfdotterblumen wachsen überall, wo es feucht ist, am liebsten überhaupt am Wasser oder auch direkt im Wasser. Sumpfiger Boden ist ihnen genauso recht wie Tümpel, Moorlandschaft oder eher langsam fließende Wasserläufe. Wo immer ein Bächlein oder eine Entwässerungsrinne durch Wiesen führt, kann man im Frühling weithin die

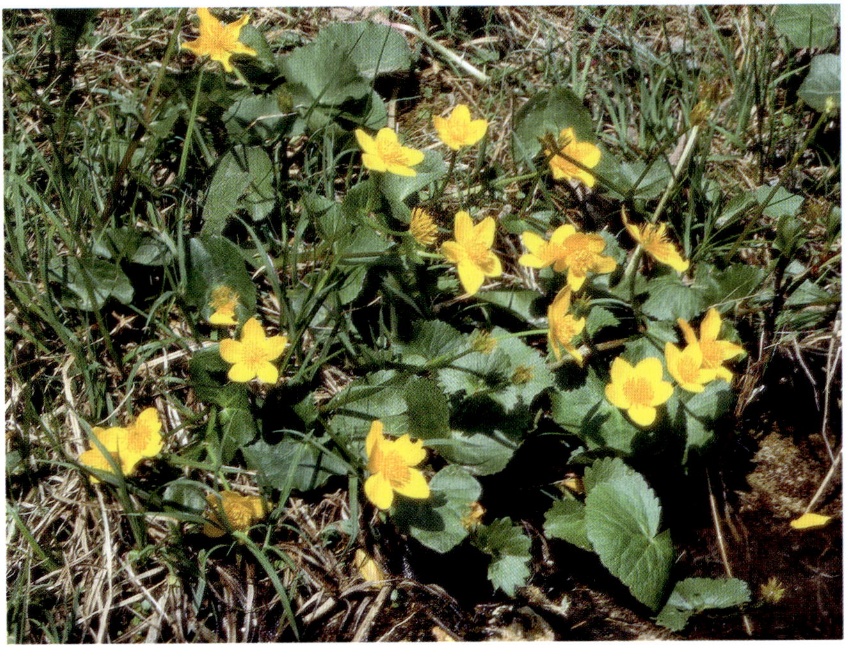

leuchtendgelben Büsche dieser Blumen sehen. Umgekehrt – wo immer man von Weitem einen gelben Streifen durch eine Wiese sieht, kann man sicher sein, dass dort ein Wasserlauf ist, auch wenn er verwachsen ist und ohne Sumpfdotterblumen gar nicht auffallen würde.

Viel weniger auffällig ist die *Kresse*, die viel kleinere Blätter hat und erst später feine weiße Blüten bekommt. Essbar ist Kresse aber jung, noch ehe sie blüht. Sie hat einen leicht scharfen, würzigen Geschmack und eignet sich z. B. sehr gut als Zugabe zu Kartoffelsalat, der mit frischer Kresse nicht nur vorzüglich schmeckt, sondern auch appetitlich aussieht. Die beste Zeit dafür ist – je nach Witterung und Höhenlage – etwa ab Ende April bis Mitte Mai. Wer auf der Suche nach Kresse ist, darf sich ruhig von Sumpfdotterblumen anlocken lassen, das ist eine gute Voraussetzung, fündig zu werden.

Allerdings sollte man Kresse nie im Umfeld von sumpfigem, brackigem oder sonst stehendem Wasser mit wenig Austausch pflücken, da sonst der würzige Genuss leicht böse Folgen haben kann. In solchem Wasser sind oft Bakterien, die Durchfall oder auch schwere Magen- oder Darmerkrankungen hervorrufen können. Es lohnt sich daher, an sauberen Fließgewässern zu suchen. Auch hier gilt: Wer Kresse nicht gut kennt, soll es lieber bleiben lassen!

Wenn man schon einmal an einem größeren oder kleineren Bach ist, lohnt es sich, auch sonst genauer hinzuschauen, was es dort noch so alles gibt. Kaulquappen und Frösche gibt es eher in stehendem Wasser, aber Krebse oder auch Fische ziehen oft von Mündungen recht weit in schmale Wiesenbäche hinein, weil sie dort beste Unterschlupfmöglichkeiten und ein reiches Nahrungsangebot vorfinden.

Vor 50 Jahren, als ich noch ein Kind war, bekamen wir in einem Wiesenbach in unserer Nähe öfter einmal eine fette Forelle zu Gesicht. Ich muss gestehen, obwohl das natürlich verboten war, haben wir schon gelegentlich versucht eine zu fangen. Aber in einem solchen Bach mit bloßer Hand eine Forelle zu fangen, ist ein ziemlich aussichtsloses Unternehmen, ich habe es jedenfalls nie geschafft. Ich habe mich kaum getraut, dort hineinzugreifen, wohin sich der Fisch geflüchtet hat und wo man ihn eventuell noch erwischen könnte, weil ich immer gefürchtet habe, dort könne auch eine Schlange lauern. Wenn ich dann meine Feigheit besiegt und zugepackt habe, dann habe ich meist auch sofort wieder losgelassen, sobald ein glitschiges Etwas in meiner Hand gezappelt hat. Eine Schlange wäre es zwar nie gewesen, aber die gab es und gibt es an und in diesen Bächen durchaus oft. Wenn es Verbindung zu einem See gibt, können sogar Muscheln zu finden sein.

Es gibt also Gründe genug, sich von blühenden Sumpfdotterblumen anlocken zu lassen und den Blumen selbst sowie der Umgebung Aufmerksamkeit zu schenken.

Frühlingsboten anderer Art

Neben den vielen Pflanzen und Blumen, die im Frühling der Reihe nach hervorkommen, gibt es auch noch eine ganze Menge anderer Frühlingsboten. Die ersten sind selber kaum sichtbar, aber ihr Werk ist nicht zu übersehen. Sobald der Schnee schmilzt, sieht man überall ihre Spuren. Felder und Wiesen sind voller Maulwurfshügel und mit aufgewühlten Mühlmausgängen durchzogen. Auch wenn der Maulwurf nützlich ist, hat niemand eine Freude, wenn im Frühling der Rasen und der Gemüsegarten umgewühlt und mit Maulwurfshügeln übersät ist. Noch ärgerlicher sind die Gänge der Wühlmaus, die auch viel mehr Schaden anrichtet, weil sie die Wurzeln frisst. Diese Schädlinge sind besonders schlau und schwer zu fangen, deshalb gibt es (besonders in Deutschland) schon richtige „Wühlmausfänger", die gegen entsprechende Bezahlung engagiert werden können.

Freuen kann man sich hingegen im Frühling über die ersten Schmetterlinge. Als erstes sieht man meistens einen gelben Zitronenfalter, aber bald werden auch andere von den aufblühenden Frühlingsblumen angelockt.

Star, Bachstelze, Rotkehlchen, Hummel

Die *Stare* können in unserer Gegend den Frühling offenbar kaum erwarten, sie treffen öfters sogar so früh ein, dass sie noch späte Wintereinbrüche überstehen müssen. Aber wenn sie erst einmal da sind, ist es ein untrügliches Zeichen dafür, dass die Macht des Winters gebrochen ist. Wenn es erst einmal richtig grün ist, kann man besonders bei Regen ganze Scharen von Staren auf Rasenflächen dabei sehen, wie sie eifrig Würmer und andere Kleinlebewesen aus der Erde picken.

Ebenfalls auf Rasenflächen bewegen sich mit ihrem wippenden Gang die *Bachstelzen*, die, ähnlich wie die Stare, recht früh bei uns eintreffen und gleich mit den Vorbereitungen für die Brut beginnen. Sie suchen sich für ihr Nest oft recht ungewöhnliche Plätze, wie etwa Blumenkisten, obwohl sie dort alles eher als ungestört sind.

Das *Rotkehlchen* verhält sich recht unauffällig. Manchmal bleibt es sogar im Winter hier, im Frühling beehrt es uns aber auf jeden Fall schon bald mit seiner Anwesenheit.

Bedeutend auffälliger verhält sich dagegen der *Rotschwanz*. Wo immer man ein eifriges Tack, Tack, Tack hört, kann er nicht weit sein. Ist er dabei besonders laut und nervös, dann ist meist eine Katze oder ein anderes Tier in der Nähe, von dem er sich – und vor allem seine Brut – bedroht sieht.

Die *Hummeln* warten, bis es etwas wärmer ist, aber sobald es genug Blüten und somit Nahrung für sie gibt, kann man ihr Summen vernehmen.

Schwalben

Das Symbol für den Frühling schlechthin sind jedoch die wiederkehrenden *Schwalben*. „Eine Schwalbe macht noch keinen Sommer", heißt es im Volksmund, aber sobald einmal die Schwalben am Himmel ihre Kreise ziehen, ist der Frühling wirklich da. In einem alten Spruch heißt es über sie: „Zu Maria Verkündigung, (25. März) kommen die Schwalben wiederum; zu Maria Geburt (8. September) fliegen die Schwalben wieder fort." Im Bergland trifft das eher nur auf die oben genannte *eine* Schwalbe zu, die noch keinen Sommer macht, denn da kommen sie – je nach Witterung – eher erst Mitte bis Ende April. Und im Herbst können sie bei gutem Wetter durchaus noch ein bis zwei Wochen länger als bis Maria Geburt bleiben. Ich habe mich als Kind schon immer gefreut, wenn im Frühling die Schwalben eingetroffen sind, und jedes Jahr habe ich im Herbst mit Wehmut beobachtet, wenn sie begonnen haben, sich für den Abflug zu sammeln.

Heute hört man oft: „Es gibt keine Schwalben mehr." Manche Leute behaupten sogar mitten im Sommer, sie hätten in diesem Jahr noch keine einzige Schwalbe gesehen. Es heißt dann immer, das wäre ja kein Wunder, und als Gründe werden fehlende Nistplätze, Pestizide, Lärm und schlechte Lebensbedingungen angeführt. Es stimmt, für die Schwalben haben sich die Lebensbedingungen sehr verändert. Früher konnten sie ungehindert in jedem Haus und in jedem Stall nisten. In den Häusern war in der warmen Jahreszeit immer eine Luke oder ein kleines Fenster extra dafür offen, damit die Schwalben jederzeit ein- und ausfliegen konnten. In den Vorräumen waren meist ein paar Bretter an der Decke oder in einer Ecke oben angebracht, auf dem sie ihr Nest bauen konnten. Schwalben im Haus bedeuteten Glück und waren daher gern gesehen. Wenn in einem Jahr eines der Nester leer blieb, wertete man das als kein gutes Zeichen. Natürlich gab es durch die Nester viel Dreck im Haus, doch die Schwalben fingen dafür die Fliegen und man duldete sie gern.

Nachdem im vorigen Jahrhundert der elektrische Strom Einzug gehalten hat, entdeckten die Schwalben nicht nur die Leitungsdrähte als guten Rastplatz, sondern auch die einfachen Lampenschirme aus Blech als Unterbau für ihre Nester. Sie fühlten sich offenbar weder durch das Licht noch durch sonstige Einflüsse irgendwie gestört, im Gegenteil, sie fühlten sich dort pudelwohl. In den großen Vorhäusern der Gasthäuser war nicht selten auf jedem Lampenschirm ein Schwalbennest. Ich habe sogar noch im Jahr 2005 auf einem Lampenschirm in der Toilette eines Gasthauses ein Nest mit mehreren munteren Jungen drinnen gesehen.

Heute ist so etwas natürlich in Gasthäusern keinesfalls mehr üblich, sondern eine große Ausnahme. Es ist sogar ein grober Verstoß gegen geltende Hygienevorschriften. Und da liegt auch der Grund, weshalb viele Menschen meinen, es gibt keine Schwalben mehr (mit anderen Tieren, Fledermäusen z. B., ist es ähnlich). Aber stellen wir uns einmal vor, in Restaurants oder Hotels würden im Eingangsbereich Schwalben ein- und ausfliegen und ihren Kot hinterlassen! Auch in Privathäusern und Bauernhäusern geht das heute nicht mehr.

Laut EU-Hygienevorschriften dürften auch in Viehställen keine Schwalben mehr nisten, selbst bei Bio-Bauern nicht. Vorerst wehren sich jedoch die Bauern noch heftig dagegen, weil gerade für die Älteren die Schwalben einfach zum Stall gehören. Außerdem sind sie die wirksamsten Helfer gegen die vielen Fliegen. Wie das aber angesichts der derzeitigen Hysterie um die Vogelgrippe weitergeht, ist eine andere Frage.

Oberflächlich betrachtet könnte man meinen, so müssten ja die Schwalben ganz verschwinden. Aber sie waren schon da, lange bevor es menschliche Siedlungen gab, und sie passen sich auch jetzt den geänderten Lebensbedingungen an. Sie haben sich die Wohnstätten der Menschen zunutze gemacht, weil sie dort gute Futterplätze gefunden haben, aber sie sind nicht darauf angewiesen. In den wenigen Schulbüchern meiner Kindheit waren Schwalben immer auf Leitungsdrähten abgebildet, dieses Bild – Schwalben auf Leitungsdrähten –

wurde allmählich überhaupt zum untrennbaren Begriff. Leute meiner Generation meinen sogar oft in diesem Zusammenhang, es sei kein Wunder, wenn es keine Schwalben mehr gebe, weil ihnen die Leitungsdrähte fehlen.

Tatsache ist, dass gerade in den Gebirgsgegenden die meisten dieser Leitungen für Strom und Telefon erst nach dem Zweiten Weltkrieg gebaut wurden. Ich selber kann mich noch gut erinnern, wie der Ortsteil elektrifiziert worden ist, in dem ich zur Schule gegangen bin. Das war kurz vor meinem Schuleintritt 1950. Telefon hatte die Schule auch während meiner Schulzeit noch lange nicht. Selbst wenn es im großstädtischen Bereich schon bedeutend früher Leitungsdrähte gab, was sind für die Natur schon 100 Jahre oder auch mehr? Wahrscheinlich sind die Schwalben durch ihre Vorliebe für Leitungsdrähte für Menschen erst richtig sichtbar geworden, und jetzt, wo bei uns die meisten Leitungen in die Erde verlegt worden sind, haben sie sich wieder andere Rastplätze gesucht und fallen dadurch weniger auf.

Mit einiger Aufmerksamkeit kann man sie aber überall beobachten. Schwalben sind nicht scheu, ihnen machen auch große Menschenansammlungen nichts aus, wenn es dort ein gutes Nahrungsangebot gibt. So segeln sie manchmal recht tief über die großen Rasenflächen von Fußballstadien, während dort ein Fußballspiel oder eine andere Veranstaltung stattfindet, egal wie laut es dabei zugeht. Wahrscheinlich sammeln sich durch die herrschende Atmosphäre im vollen Stadion viele Insekten an, die in dem durch die Tribüne abgegrenzten Oval zu einer leichten Beute werden.

In Städten sieht man Schwalben am häufigsten in der Nähe von Wasser, wenn z. B. ein Fluss durch die Stadt fließt, aber auch über Grünanlagen oder Friedhöfen. Man kann jedoch nicht jedes Mal, wenn man in den Himmel schaut, Schwalben sehen, denn sie haben auch ihre bestimmten Zeiten, zu denen sie ruhen oder auf Nahrungssuche sind.

Wenn sie dann loslegen mit ihrem Gezwitscher, klingt das so als würden sie so richtig tratschen. In Ruhezeiten hingegen hört man nur zwischendurch gedämpftes Zwitschern, so als würden sie sich ganz leise unterhalten, um die anderen nicht zu stören.

Ich halte jeden Frühling nach den ersten Schwalben Ausschau und freue mich jedes Jahr, wenn sie wieder da sind. Bei uns sind zwei Arten heimisch, die Mehlschwalbe und die Rauchschwalbe, die etwas kleiner ist und im Flug sogar noch anmutiger wirkt als die Mehlschwalbe.

Es hieß früher immer: „Schwalben gehen auf keinen grünen Baum“. Aber wenn ich auf unserer Terrasse sitze und die Schwalben beobachte, sehe ich sie immer in mehreren großen Bäumen nahe unserer Siedlung verschwinden. Deshalb habe ich mir das einmal aus der Nähe angeschaut. Seither weiß ich, dass Schwalben sehr wohl auf grüne Bäume gehen, denn aus den Bäumen kam vielstimmiges Zwitschern. Am besten konnten wir das aber einmal am „Regen-Stausee" (nahe Regensburg) beobachten. Dort haben wir den vielen Schwalben vom Wasser aus zugeschaut und sind dann mit dem Ruderboot direkt unter den zum Teil bis ins Wasser hängenden Ästen der Trauerweiden durchgefahren. In den Bäumen tummelten sich ganze Scharen von Schwalben. Eine solche Gelegenheit hat man freilich nur selten, aber mit etwas Aufmerksamkeit kann man jeden Sommer beobachten, wie die Schwalben am Himmel ihre Kreise ziehen.

Mai

Kein Monat im Jahr wird in so vielen Liedern besungen wie der Mai. „Alles neu, macht der Mai, macht die Seele frisch und frei …", „Komm lieber Mai und mache die Bäume wieder grün …" oder „Der Mai ist gekommen, die Bäume schlagen aus …" sind nur einige davon. Selbst wenn in manchen Jahren der Winter gar nicht weichen will, spätestens im Mai beginnt alles zu grünen und zu blühen.

Flieder

Zum Mai gehört vor allem der *Flieder*, über den es ebenfalls viele Lieder gibt. „Wenn der weiße Flieder wieder blüht …" oder „Im Prater blüht wieder der Flieder …" und viele andere. Obwohl in dem einen Lied vom weißen Flieder die Rede ist, blühen die meisten Fliederarten lila. Deshalb wird diese Farbe etwa bei Textilien meistens auch einfach „flieder" genannt. Fliederbüsche blühen je nach Art in allen Schattierungen dieser Farbe. Das geht von den ganz hellen, kleineren Blüten bei den naturbelassenen, mehr oder weniger wildwachsenden Büschen, bis hin zu den schweren, dichten und fast rotvioletten Blütendolden bei manchen veredelten Sorten. Eines haben sie alle gemeinsam: Ob weiß oder lila, sie verbreiten alle einen wunderbaren Duft! Der Fliederduft

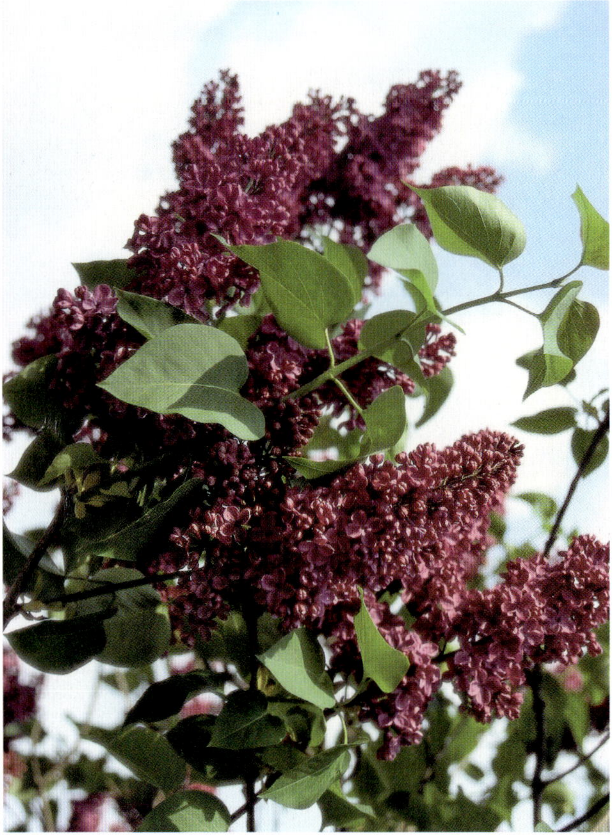

gehört ebenfalls zu den ersten Düften, die für Seifen und später für verschiedene Toilettartikel verwendet wurden. Wenn jemand Fliederduft in seiner Wäsche haben will, wird er unter dem großen Angebot auch den entsprechenden Weichspüler finden.

All diese künstlichen Düfte sind freilich nur schlechte Imitationen dessen, was die Natur zu bieten hat. Wann immer es Gelegenheit dafür gibt, sollte man daher im Mai den kurzen Genuss nutzen und seine Nase in einen Fliederbusch stecken oder zumindest an einem blühenden Zweig riechen. Nicht umsonst wird der Flieder in Wien besungen, denn in den vielen Parkanlagen dieser Stadt gibt es unzählige Fliederbüsche, die zur Blütezeit einen Spaziergang dort zu einem doppelten Erlebnis machen. Man muss aber nicht weit gehen, um einen Flieder zu finden, meistens steht auf den ganz alltäglichen Wegen irgendwo ein Fliederbusch an einem Gartenzaun oder am Wegrand, und wenn man ihn auch nicht pflücken darf – er hält ohnehin nicht gut in der Vase –, so kann man immer den Duft genießen.

Maiwiese

Über die Maiwiese heißt es: „Was im April wächst, steht im Mai fest." Das Gras sollte also bis Anfang Mai schon richtig sprießen, um auf eine gute Heuernte hoffen zu können. Damit beginnt auch die Zeit, in der man wieder bar-

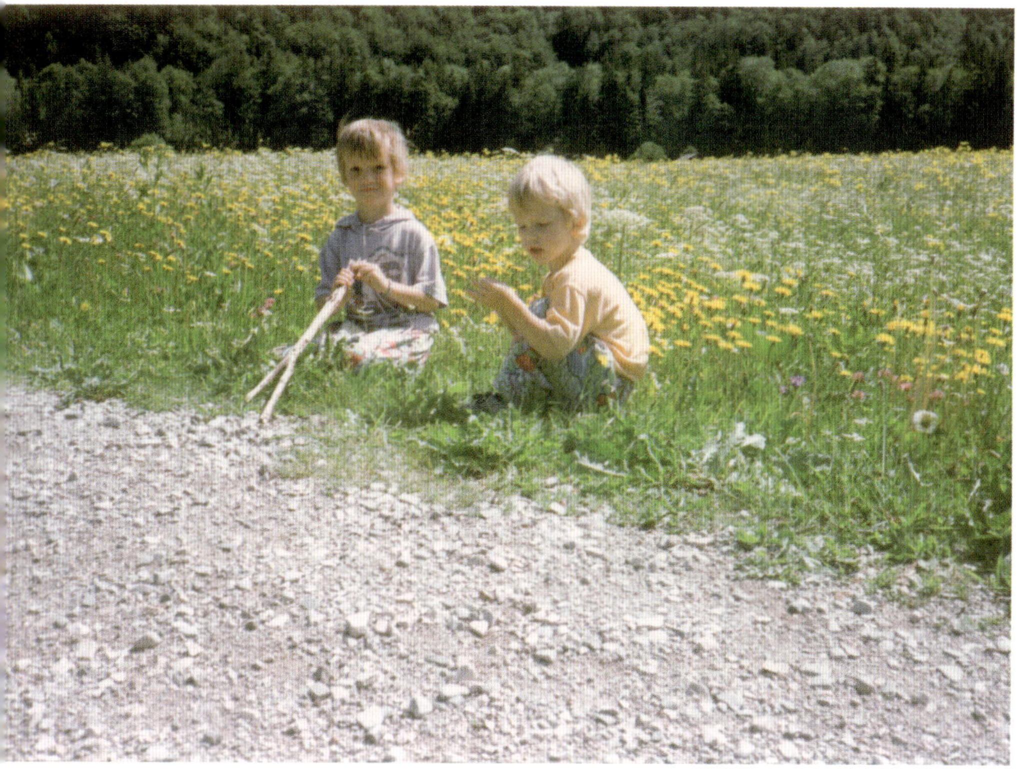

fuß gehen kann. Es heißt ja, in den Monaten, in denen kein R im Namen ist (also Mai, Juni, Juli, August), kann man barfuß gehen. Früher haben Kinder den Sommer über überhaupt keine Schuhe getragen, sie sind auch barfuß in die Schule gegangen. In den Familien gab es viele Kinder und Schuhe waren teuer, da musste gespart werden. Wenn es halbwegs warm war, wurden die Schuhe weggestellt und erst im Herbst wieder hervorgeholt. Im Sommer durften sie nur zum Kirchgang benutzt werden. Damals hat man sich nicht nach den Monaten mit oder ohne R gehalten, auch nach den Sommerferien im September gingen die Kinder noch barfuß zur Schule. Eine Frau (Bauerntochter, geb. 1924) hat erzählt, wie sie und ihre Schwestern einmal im Herbst die Mutter schon angebettelt haben, wieder Schuhe anziehen zu dürfen. Sie hatten eine Stunde Schulweg und in der Früh war es schon recht kalt. Sie sagten, die meisten anderen Kinder hätten auch schon Schuhe an, warum sie nicht? Aber die Mutter hat nur gemeint: „Diese Woche geht ihr noch barfuß, nächste Woche könnt ihr dann die Schuhe anziehen." Während sie in der Schule gesessen sind, hat es zu schneien begonnen, und das Mädchen dachte sich, jetzt werden wir sicher krank. Sie dachte sogar, das geschieht der Mutter recht, warum lässt sie uns keine Schuhe anziehen. Aber sie waren so abgehärtet, dass keine der drei Schwestern auch nur einen Schnupfen bekommen hat.

In meiner Generation war das nicht mehr so, eher sogar umgekehrt. Möglicherweise wollten uns unsere Eltern gerade deshalb nicht ohne Schuhe gehen lassen, weil sie es tun *mussten* und weil es auch ein Zeichen von Armut war. Auf dem Schulweg, den ich bis zur Hälfte der 6. Klasse gehen musste, konnten wir nur froh sein um unsere festen, genagelten Schuhe, denn er war größtenteils sehr steinig und steil.

Der Mai bringt nicht nur die Möglichkeit, wieder barfuß laufen zu können, auch die Bitte aus dem Lied „Komm lieber Mai und mache, die Bäume wieder grün" wird erfüllt. Als erstes beginnen die Blätter bei verschiedenen Büschen hervorzuspitzeln und die Lärchen bekommen einen grünen Schimmer, bald treiben auch die anderen Bäume aus. Früher war das Futter fürs Vieh im Frühling immer schon sehr knapp, besonders wenn der Winter lange gedauert hat, da hat man schon sehnlichst auf alles gewartet, was grün geworden ist. Solange noch nicht gemäht werden konnte, wurden bestimmte Pflanzen oder junge Blätter von den Bäumen gesammelt und den Tieren gefüttert, für die das nach dem eintönigen Winterfutter richtige Leckerbissen waren. Besonders die Ziegen waren ganz wild auf das stark riechene „Käferkraut" oder auf die frischen Eschenblätter. Eine große Esche hatte bei uns auch sonst noch Bedeutung im Zusammenhang mit Viehfutter. Sie stand in der „Ötz", also auf der Viehweide, und wenn sie im Frühling ihre Blätter bekam, dann war es ein Zeichen dafür, dass wir demnächst das Vieh wieder auf die Weide lassen konnten.

Am schönsten ist im Mai ein frischgrüner Buchenwald. Die Buchenblätter sind am Anfang ganz hell, sie werden aber schnell dunkler und im Sommer sind sie dunkelgrün. In großen Laubwäldern kann man auch gut beobachten, wie der Frühling langsam vom Tal in die Höhenlagen hinaufzieht. Unten sind die Bäume schon grün, weiter oben aber noch ohne Blätter und braun.

Um die Zeit, wo die Bäume Blätter bekommen, beginnt es auch am Boden kräftig zu wachsen.

Eine Pflanze, die man nicht ungestraft übersehen kann, ist die *Brennnessel*, denn wenn man ihr zu nahe kommt, bekommt man das schmerzlich zu spüren. Die feinen Härchen am Stängel und an den Blättern sondern einen Saft ab, der auf der Haut unweigerlich ein Brennen und Ausschlag (Nesselausschlag) hervorruft. Deshalb Vorsicht überall, wo hohes Gras oder Gestrüpp wächst, aber auch an Weg- und Waldrändern, an Zäunen und allen Plätzen, die nicht regelmäßig gemäht werden.

Brennnesseln sind gewissermaßen das Symbol für Verwilderung und Verfall. Sie wuchern rund um verlassene Gebäude, wachsen aus verfallenen Mauern und können mannshoch werden. Wer irgendwo ein Stück verwilderten Boden kultivieren will, wird einen verbissenen Kampf gegen die Brennnessel führen müssen, selbst im Garten schafft sie es immer wieder, zwischen anderen Pflanzen oder in Ecken aufzutauchen.

Angesichts dessen ist die Brennnessel auf den ersten Blick eine unangenehme Pflanze, der wenig Sympathie entgegengebracht wird. Sie hat aber durchaus auch nützliche Eigenschaften. Aus den Blättern kann ein Tee zubereitet werden, der bei manchen Leiden hilfreich sein kann, weiters dient sie als Beigabe bei der Herstellung von Kosmetika oder Haarpflegemitteln, und manche Leute mögen sogar gern Spinat aus jungen Brennnesseln. Außerdem kann man daraus eine Lösung zur Schädlingsbekämpfung im Garten ansetzen.

In meiner Schulzeit war es eine Art Mutprobe, eine Brennnessel mit der bloßen Hand zu pflücken. Auf dem Schulweg haben sich die Buben oft einen Spaß daraus gemacht, die Mädchen mit Brennnesseln durch die Gegend zu jagen und ihnen, wenn möglich, über die nackten Beine zu fahren. Gelegentlich haben sich die Mädchen jedoch mit vereinten Kräften revanchiert, dann hat es einen der Buben aber ordentlich erwischt. Damals haben die Buben im Sommer viel kürzere Hosen getragen als heute, meistens kurze Lederhosen, da konnte man sie auch an den Oberschenkeln so richtig schön „brennnesseln". Die Spuren davon konnte man oft nach Tagen noch sehen. Natürlich hatten die Betroffenen dann einen mords Zorn und so begann das Spiel meist wieder von vorne.

Das Gegenstück zur Brennnessel ist die *Taubnessel*. Diese beiden Pflanzen sehen sich auf den ersten Blick sehr ähnlich, doch die Taubnessel verursacht bei Berührung weder Brennen noch Ausschlag. Unterschiedlich sind auch die kleinen Blüten, die bei der Brennnessel hellgelb oder weiß, bei der Taubnessel aber rosa oder weiß sind. Die Taubnessel bevorzugt zwar ähnliche Standorte wie die Brennnessel, tritt aber bei weitem nicht in solchen Massen auf wie diese.

Schöllkraut

An verwilderten Plätzen, wo sich Brennnesseln breit machen, kann man öfters auch das Schöllkraut finden. Es bevorzugt eher schattige Stellen, ist recht unscheinbar und wird kaum beachtet. Das Schöllkraut hat aber eine besondere Eigenschaft. Unser inzwischen schon pensionierter Hausarzt hat uns darauf aufmerksam gemacht, als mein Mann im Gesicht eine Warze bekommen hatte. Er hat den Rat gegeben, es vorerst einmal mit Schöllkraut zu versuchen. Wenn es nicht hilft, könnte man ja immer noch zu anderen Methoden greifen. Er erklärte, wie es aussieht und wusste auch, wo eines wächst. Das Schöllkraut hat stark verzweigte Stängel, die Blätter sehen ähnlich aus wie Eichenblätter, sind aber größer. Die kleinen, gelben Blüten sind wenig auffällig. Wenn man einen Stängel abbricht, kommt eine gelbe Milch heraus, und mit dieser Milch sollte die Warze möglichst jeden Tag betupft werden.

Nachdem wir dieses Kraut erst einmal kannten und entsprechend beachteten, stellten wir fest, dass es sehr häufig zu finden ist. Mein Mann hat die Anweisung des Arztes befolgt und siehe da, die Warze ist nach einigen Wochen verschwunden. Anscheinend hat das Schöllkraut tatsächlich gewirkt.

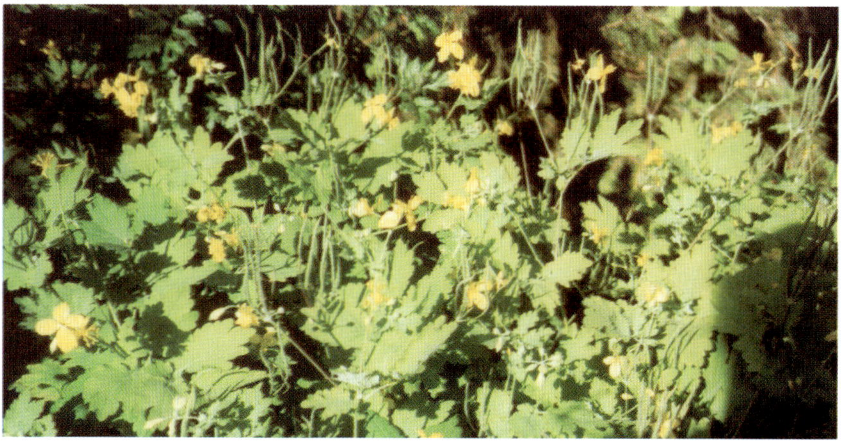

Ganz schön zäh ist auch das *Vergissmeinnicht*, es arbeitet sich manchmal durch recht harten Boden oder sogar durch Risse an Wegen und Straßenrändern. Selbst auf schon etwas verwachsenen Schutthaufen oder auf Mauerresten siedelt es sich an. Wirklich „daheim“ ist es aber auf Wiesen, Feldern und anderen freien Flächen bis in Höhenlagen von weit über 1.500 m hinauf. Besonders an feuchten Stellen kann man ihm am Rande von Wanderwegen in die Berge bis weit in den Sommer hinein begegnen, und auf vielen Almwiesen ist es ebenfalls zu finden. Im Tal gehören Vergissmeinnicht zur Maiwiese wie das frische Gras, sie wachsen aber nicht überall, sondern nur an gewissen Stellen. Wer jedoch mit offenen Augen durch die Natur geht, wird bestimmt gelegentlich eine Stelle mit diesen Blumen entdecken. Das Vergissmeinnicht ist auch sehr beliebt für Gärten und Parkanlagen. Mit den kleinen, dichten, hellblauen Blüten und dem gelben Punkt in der Mitte sieht es besonders nett aus und ist sowohl allein als auch in Verbindung mit anderen Blumen sehr dekorativ. Die gezüchteten Formen sind etwas dichter und dunkler als die wildwachsenden.

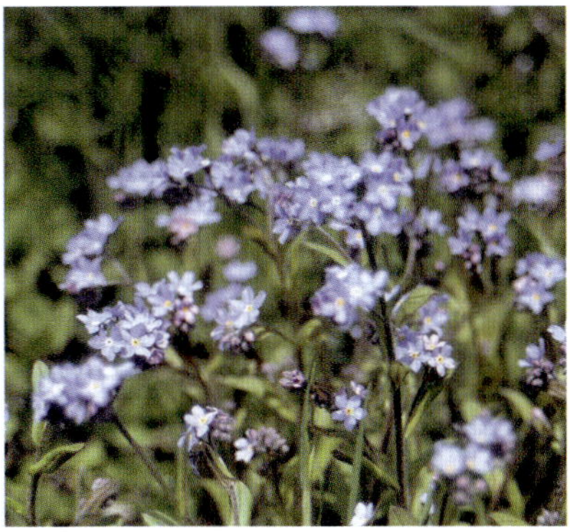

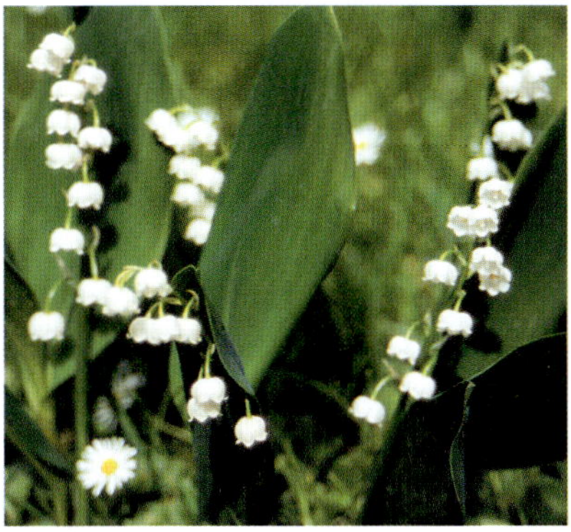

Zu den bekanntesten Maiblumen gehört sicher das *Maiglöckchen*. Da es sich relativ leicht verpflanzen lässt, sieht man es in vielen Gärten, außerdem werden in Blumengeschäften Maiglöckchensträußchen angeboten. Diese halten zwar ganz gut in Vasen, sind aber für geschlossene Räume nicht so gut geeignet, weil durch den starken Duft leicht Kopfschmerzen ausgelöst werden können.
Achtung: Maiglöckchen sind stark giftig!

Kuckucksklee und Kuckuck

Viel weniger bekannt und nicht giftig, sondern in ganz kleinen Mengen sogar genießbar ist der *Kuckucksklee*, der im Mai an vielen Waldrändern und im lichten Wald zu finden ist. Die Blätter sind richtige Kleeblätter, aber kleiner und zarter als beim Klee auf der Wiese. Dazwischen stehen auf dünnen Stängeln einzelne weiße Blüten, die ebenfalls recht zart aussehen. Der Geschmack ist frisch säuerlich.

Vorsicht: Nur kosten, wenn es sicher Kuckucksklee ist, und dann nur einige Blätter und Blüten, da es sonst Magenverstimmungen geben kann.

Wenn man schon von Kuckucksklee spricht, dann darf man natürlich keinesfalls den *Kuckuck* selber unerwähnt lassen. Um seinen Ruf, der im Mai überall in Busch und Wald zu hören ist, ranken sich allerhand Geschichten. Es heißt z. B., man sollte die Rufe zählen, und so oft der Kuckuck ruft, so viele Jahre lebt man noch. Zum Glück ruft der Kuckuck meistens ohnehin sehr oft hintereinander, oder man kann sogar mehrere gleichzeitig hören, aber einigermaßen makaber ist das doch, zumal manche Leute früher solchen Aberglauben durchaus ernst genommen haben. Da ist es schon unbedenklicher, sein Kleingeld zu schütteln, wenn der Kuckuck ruft, denn dann soll es angeblich nicht so leicht zu Ende gehen.

Sicher ist, wenn der Mai zu Ende geht, dann hört man auch den Kuckuck bald nicht mehr rufen. Es hieß früher immer, er hört auf zu rufen, wenn er den ersten Gerstenschober sieht. Die Gerste ist das erste Getreide, das geerntet werden kann. Heutzutage wird Getreide nicht mehr in Garben gebunden und auf Schobern getrocknet, sondern mit Maschinen geerntet, aber der Kuckuck hört immer noch um diese Zeit auf zu rufen.

Obstblüten

Der Mai ist auch der Monat der *Obstblüte*. Blühende Obstbäume bilden einen bezaubernden Anblick, egal ob es sich um Birnen, Äpfel, Kirschen, Zwetschken oder andere Obstsorten handelt. Mit Ausnahme von Spalierbäumen an

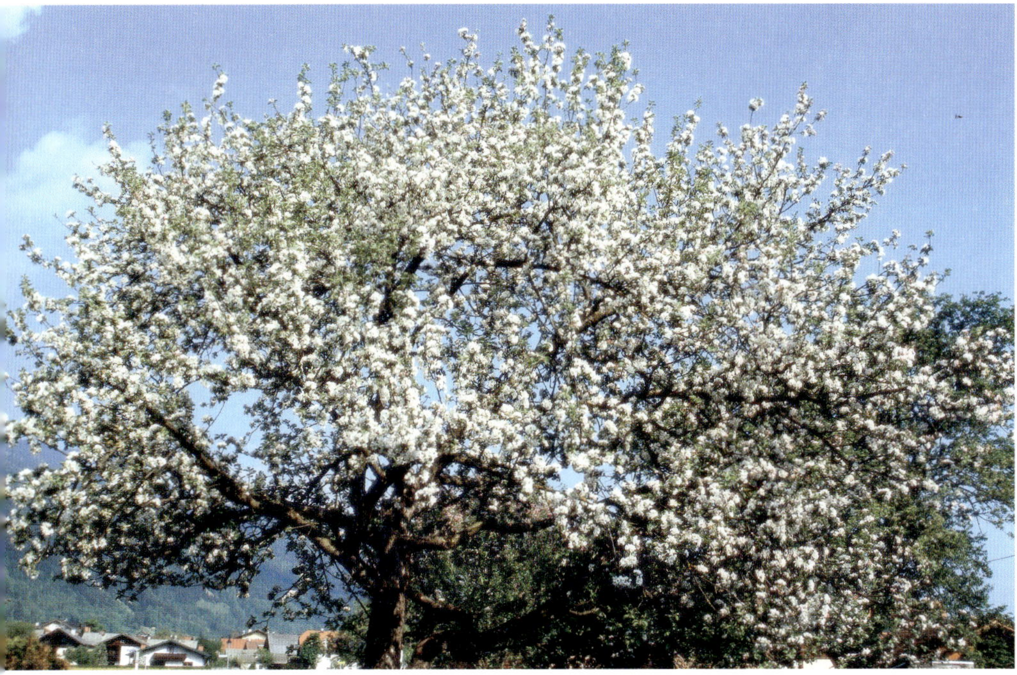

geschützten Hauswänden blühen bei uns die Kirschbäume als erstes. Da kann man nicht nur auf Felder, Wiesen und in Obstgärten, sondern auch an Waldrändern und im Buschwerk blühende Bäume sehen. Die Wildkirsche fällt in ihrer Umgebung sonst das ganze Jahr nicht auf. Die Früchte sind sehr klein, sie bestehen hauptsächlich aus Kern und Haut. Deshalb sind eigentlich nur die Vögel daran interessiert, die damit auch für die Verbreitung sorgen. Im Frühjahr aber, wenn die Büsche grün werden, kann man dazwischen immer wieder blühende Kirschbäume sehen.

Was es sonst noch so im Buschwerk gibt, kann man sehr gut an den Böschungen entlang der Autobahnen beobachten. Dort wurden als Schutzwall verschiedene Büsche angepflanzt, dazu konnten sich auf natürliche Weise zusätzlich viele Pflanzen ansiedeln, wodurch eine große Vielfalt entstanden ist. Im Frühjahr blüht dort neben der Wildkirsche noch bedeutend häufiger und üppiger die sogenannte „Elssn". Ihre traubenförmigen Blüten sind ebenfalls weiß und duften sehr stark. Etwas später kann man an Autobahnböschungen auch immer häufiger blühende Akazien sehen, obwohl diese in unserer Gegend sonst eher selten sind, weil Akazien mildes Klima bevorzugen. Vermutlich wird dies durch den zwar künstlich geschaffenen, aber dann von der Natur zurückeroberten Lebensraum begünstigt. Durch Böschungen an der

Seite der Fahrbahnen und der zusätzlichen Wärme durch die Autos entsteht ein Streifen, der sicher um einige Grade wärmer ist als das freie Gelände.

Die großen Kirschbäume, die man auf den Feldern sehen kann, haben zwar auch meist recht kleine Kirschen, die aber ausgezeichnet schmecken. In den Geschäften bekommt man jedoch nur die viel größeren Früchte der veredelten Kirsche.

Blühende Obstbäume sagen nichts über die Qualität der Früchte der jeweiligen Bäume aus, jedenfalls nicht für einen Laien. Die großen Birnbäume, die gern an Wegen, Feldrainen oder entlang von Seitenstraßen stehen und zum Teil richtige Alleen bilden, sind eine weiße Pracht, wenn sie blühen. Ihre Birnen sind zwar saftig, aber nicht zum Essen geeignet. Weil daraus Schnaps gebrannt wird, nennt man sie in unserer Gegend einfach „Schnaps-Birnen".

Bei Apfelblüten sind die Farben etwas unterschiedlich. Manche sind weiß, andere leicht rosa oder rötlich, besonders ehe sich die Knospen richtig öffnen. Bei genauer Betrachtung kann man hier die Unterschiede bei manchen Sorten erkennen, besonders wenn auf einem Baum durch Veredelung mehrere Sorten wachsen. Auf einem Apfelbaum kann man ja z. B. ohne weiteres mehrere verschiedene Sorten züchten, wenn man einen Ast abschneidet und dort sorgfältig einen Zweig von einer anderen Apfelsorte aufpfropft. Man kann aber nie auf einen Apfelbaum Birnen oder Kirschen züchten oder umgekehrt.

Apfel und Birnenblüten sind kräftig in Form und Farbe, die Kirschblüte ist zarter und hat längere Stängel. Zwetschkenblüten sind nicht so kräftig weiß, ziemlich zart und deshalb weniger auffällig. Marille und Pfirsich brauchen ein mildes Klima, deshalb findet man sie in dieser Gegend nur vereinzelt an geschützten Hauswänden als Spalierbäume. In der Wachau wachsen jedoch sehr gute Marillen und in der Blütezeit kommen dort zahlreiche Touristen. Die Marke „Wachauer Marille" ist sogar geschützt. Pfirsiche aus der Steiermark oder aus dem Burgenland sind zwar kleiner als die meisten ausländischen, haben aber einen ausgezeichneten Geschmack.

Die älteste Form, Obst haltbar zu machen ist das Dörren. Bei den Bauern, die mehr Obst hatten, gab es immer auch einen Dörrofen, in dem Kirschen, Zwetschken und in Spalten geschnittene Äpfel und Birnen getrocknet wurden. Eine Handvoll Dörrobst war nicht nur eine besondere Leckerei für Kinder, daraus wurde das Jahr über auch der „Fuchsen" gekocht, das war Kompott, das zu Krapfen gegessen wurde. Das Kletzenbrot (Früchtebrot) verdankt seinen

Namen den gedörrten Birnen, die im Volksmund „Kletzen“ genannt werden und in diesem Brot nicht fehlen dürfen.

Durch die Möglichkeit, frisches Obst zu konservieren, hat Dörrobst mehr und mehr an Bedeutung verloren, dank verschiedener Trends in der Ernährung gibt es aber in den letzten Jahren wieder erhöhte Nachfrage dafür. Einige Bauern haben sich diesen Umstand zunutze gemacht und ihre alten Dörröfen reaktiviert oder neue gebaut. Dörrobst findet sich in jeder Naturkostabteilung, wird für Müslis und Ballaststoffriegel verarbeitet und darf auch in keinem „Studentenfutter“ fehlen. Dörrpflaumen gehören inzwischen praktisch zum Standard jedes guten Frühstückbüfetts. Natürlich gibt es inzwischen moderne Anlagen zur industriellen Verarbeitung, die großen Mengen könnten sonst gar nicht hergestellt werden.

Neben der Erzeugung von Most und Obstsäften (vor allem Apfelsaft) hat in Österreich die Verarbeitung von Obst zu Spirituosen eine lange Tradition. Mostobst gibt es vor allem im südwestlichen Teil von Niederösterreich, weshalb die Region auch „Mostviertel“ genannt wird. In Oberösterreich gibt es ebenfalls viele Obstbäume und es wurde früher auch viel Most getrunken. Der alltägliche „Haustrunk“ wurde aus der kleinen „Landlbirn“ gepresst, am Sonntag gab es Apfelmost. In Salzburg nannte man die Oberösterreicher deshalb boshaft „Mostschädel“. Das kann allerdings auch ein wenig der Neid der Besitzlosen gewesen sein, denn hier im Bergland gibt es nur wenig Obst und die Leute bei den Bauern mussten Wasser trinken.

Über viele Jahre hinweg wurden viele alte Mostobstbäume gefällt, weil in der Gegend hauptsächlich Mais angebaut wurde und die Bäume bei der Bearbeitung mit den großen Traktoren im Wege standen. In letzter Zeit wird diesen Bäumen wieder mehr Aufmerksamkeit geschenkt und es werden auch verschiedene Sorten von Most und Schnaps erzeugt. Ob nun jemand gern Most trinkt oder nicht, ein Besuch im Mostviertel zur Zeit der Baumblüte lohnt sich auf jeden Fall.

In unserer Gegend gehörte ebenfalls immer schon zu jedem Bauern ein Obstgarten. In höheren Lagen gedeihen nur wenige Sorten und in manchen Jahren gibt es gar kein Obst, aber wenn möglich, wurde jedes Jahr Schnaps gebrannt. Viele Bauern tun das auch heute noch. Dafür wird das Obst im Herbst „eingemaischt“ (zerkleinert) und in Fässern gelagert, wo es für längere Zeit gären muss. Im Spätherbst wird dann Schnaps gebrannt. Dafür muss jedoch die behördliche Genehmigung eingeholt werden. Je nach Menge wird eine bestimmte Zeit vorgegeben, in der die vorhandene Maische gebrannt werden darf. Bereits im Voraus muss Steuer für die geschätzte Menge Schnaps bezahlt werden, die daraus gewonnen werden kann. Nur für den Eigenbedarf ist eine Pro-Kopf-Menge für die Familie steuerfrei.

Natürlich wurde und wird dabei manchmal auch geschwindelt und einiges auch „schwarz" (ohne Steuer) gebrannt, dafür gibt es aber eine Geldstrafe, wenn jemand erwischt wird. Der dafür zuständige Beamte wird im Volksmund „Finanzler" genannt und war früher nicht nur bei den Bauern, sondern überhaupt im Ort wenig beliebt. Ältere Leute erzählen, dass sie bei den Bauern zwar immer sehr freundlich waren, wenn er da war, aber wenn er wieder weg war, wurde meistens recht über ihn geschimpft. Man hat versucht, ihn mit Naturalien wie Butter oder Speck milde zu stimmen. Der Finanzler hat offenbar auch damit gerechnet und war immer schon mit einem Rucksack unterwegs. Es waren ja schlechte Zeiten und Lebensmittel waren rar.

Eine Erzählung von der anderen Seite scheint diese Geschichten zu bestätigen. Ein Mann, der im Salzburger Pongau aufgewachsen ist, hatte einen Mitschüler aus der Nachbarschaft, dessen Vater Finanzler war. Anscheinend gab es in der Familie auch in der schlechten Zeit recht gut zu essen. Wenn heute über solche Dinge geredet wird, muss man immer auch die damalige Situation berücksichtigen. Die war um so vieles anders, dass wir mit einem Urteil sehr vorsichtig sein müssen.

Für den Schnaps wird erst durch den Brennvorgang aus der dunklen, trüben Gärmasse die klare, kondensierte Flüssigkeit mit starkem Alkoholgehalt gewonnen. Früher war auf dem Land außer Schnaps kein Alkohol im Haus. Bier gab es nur im Gasthaus und da konnten es sich viele gar nicht leisten. In der ersten Zeit nach dem Krieg gab es überhaupt nur wenig Bier, das war schnell aus, wenn eine Veranstaltung wie etwa Kirtagtanz war. Deshalb hatten manche Bauernburschen ein Fläschchen Schnaps in der Rocktasche, ansonsten wurde der Durst beim Wasserhahn im Vorhaus gelöscht.

Schnaps ist jedoch nicht einfach ein hochgeistiges Getränk, besonders früher war er nicht zuletzt für den medizinischen Bereich sehr wichtig. Pur oder mit verschiedenen Heilpflanzen versetzt wurde er sowohl in kleinen Mengen zum Trinken als auch zum Einreiben bei verschiedenen Leiden angewendet, außerdem als Desinfektion bei Verletzungen. Verschiedene Viehkrankheiten wurden ebenfalls mit Schnaps behandelt.

Durch das große Angebot an Spirituosen wurde der heimische Schnaps über längere Zeit stark vernachlässigt. Inzwischen gibt es aber besonders jüngere Bauern, die mit neuen Ideen edle Schnäpse hervorragender Qualität herstellen und sich dadurch ein neues Standbein für ihre Existenz geschaffen haben. Durch gute Vermarktung und entsprechende Werbung steigt auch das Ansehen der heimischen Schnäpse, und das mit Recht, denn ein guter Schnaps ist einem guten Cognac durchaus ebenbürtig. Nach dem Essen wird deshalb neuerdings auch in guten Restaurants gern ein Verdauungsschnäpschen in speziell dafür geeigneten Gläsern angeboten.

Oft wird die Güte eines Schnapses dadurch beurteilt, wie gut man die jeweilige Frucht herausriechen oder schmecken kann. Das ist jedoch eine krasse Fehleinschätzung, weil gerade intensiver Duft oder Geschmack meist nur durch Zusatz von Aromen erzielt werden kann.

Da verschiedene alte Obstsorten den heutigen Ansprüchen an Speiseobst nicht mehr gerecht werden, wurden sie auch nicht mehr nachgepflanzt und sind dadurch selten geworden. Weil sie aber zum Schnapsbrennen durchaus geeignet sind, sind sie in den Obstgärten erhalten geblieben und werden zum Teil jetzt wieder neu gezüchtet.

Blühende Obstbäume erfreuen unser Auge, sie ziehen Bienen an, die als Gegenleistung für die Befruchtung der Blüten sorgen und so den Ertrag sichern. Ein Obstbaum im Garten ist schön in seiner Blüte, er erfreut uns mit seinen Früchten und spendet Schatten. Es tut gut, an einem heißen Sommertag mit einem kühlen Getränk unter einem Apfelbaum zu sitzen – und daran zu denken, was dieser Baum das ganze Jahr über zu geben hat.

Die Eismänner

An einem schönen Maitag mit grünen Wiesen, blühenden Bäumen und milder Luft ist der Winter weit in die Ferne gerückt. Doch bis etwa zur Mitte des Monats muss man immer noch damit rechnen, dass die *Eismänner* ihr grimmiges Gesicht zeigen. Als Eismänner werden die drei katholischen Heiligen bezeichnet, deren Namenstage am 12., 13. und 14. Mai auf dem Kalender zu finden sind, nämlich Pankratius, Servatius und Bonifatius, dazu kommt am 15. Mai noch Sophie, die auch die „kalte“ oder „nasse Sophie“ genannt wird. Unter dem Begriff „Eismänner“ versteht man aber auch eine kalte Wetterphase, die sich um diese Zeit noch einstellen kann. Solche Wetterregeln beruhen – ebenso wie Lostage – auf uralten Wetterbeobachtungen. Wenn Lostage auch kaum als wirkliche Wettervorhersage zu werten sind, besonders wenn sie sich auf einen längeren Zeitraum beziehen, so treffen sie durchaus nicht selten auf bestimmte *Wetterphasen* um die betreffende Zeit zu. Heißt es z. B.: „Mattheis bricht s'Eis, hat er keins, so macht er eins" (Matthias ist am 24. Februar), dann kann da schon etwas dran sein. Eine milde Wetterphase bereits um diese Zeit wird meistens noch von einem späteren Wintereinbruch abgelöst.

Um die Zeit der Eismänner stellt sich im Mai oft noch eine kalte Strömung aus Norden oder Osten ein, die rauen Wind, Regen und sogar Schnee bis in höhere Tallagen mit sich bringen kann. In klaren Nächten besteht auch die Gefahr von Frost, und der kann gerade zur Zeit der Baumblüte große Schäden anrichten. Auch viele Blumen und Pflanzen, die um diese Zeit schon draußen im Freien sind, sind gefährdet. Da hilft nichts als bei Frostgefahr alles, was empfindlich ist, entweder in Sicherheit zu bringen oder abzudecken, sonst ist die ganze Pracht am nächsten Morgen vorbei.

Insofern ist es auch zutreffend, wenn es heißt: „Servatius muss vorüber sein, willst du vor Nachtfrost sicher sein." Erst wenn die Eismänner samt der nassen Sophie vorbei sind, darf die kalte Jahreszeit endgültig abgehakt werden.

Maikäfer

Doch der Mai birgt noch eine weitere Bedrohung für Bäume und Pflanzen, die aber heute bei uns kaum mehr zutage tritt und daher auch nicht mehr im Bewusstsein der Menschen verankert ist. Öfter wird mit wehmütigem Bedauern darüber gesprochen, dass es keine *Maikäfer* mehr gibt, und dieser Umstand wird dem Einsatz von Pestiziden und der Umweltverschmutzung zugeschrieben. Bei derart nostalgischen Betrachtungen denkt kaum jemand daran, welche ungeheuren Schäden Maikäfer immer wieder angerichtet haben. Sie haben ganze Landstriche kahlgefressen und in der Folge Hungersnöte ausgelöst, weil die Ernten ausgeblieben sind. Heute, in unserer globalen Welt, ist das schwer vorstellbar, aber wir brauchen nur die Medienberichte über Hungersnöte durch Ernteausfälle (etwa durch Dürre) in afrikanischen Ländern beachten. Es sieht so aus, als würde es nicht einmal im Zeitalter der weltweit vernetzten

Kommunikation und des Flugzeuges gelingen, in solchen Situationen rechtzeitig einzugreifen, um Katastrophen zu verhindern, obwohl in anderen Teilen der Erde Nahrungsmittel im Überfluss zur Verfügung stehen. Früher war es kaum möglich, größere Mengen von Lebensmitteln über weitere Strecken von einem Ort zum anderen zu transportieren, außerdem war nirgends mehr vorhanden, als ohnehin gebraucht wurde. In diesem Lichte gesehen ist es verständlich, wenn Schädlinge wie der Maikäfer mit allen Mitteln bekämpft wurden. Gelegentlich kann man aber auch heute Maikäfer sehen, in Massen treten sie in unserem Gebiet allerdings kaum mehr auf. Einen großen Schwarm habe ich zum letzten Mal vor Jahren an einer Autobahnraststätte in Tirol gesehen. Wahrscheinlich durch die Lichter angezogen schwirrten und saßen sie überall herum, ihr Summen war trotz Straßenverkehrs deutlich zu vernehmen. Auf den Bäumen, auf denen Unmengen von gefräßigen Käfern gesessen sind, war am nächsten Morgen wahrscheinlich kaum mehr ein grünes Blatt.

Löwenzahn

Wie anders könnte man Betrachtungen über den Mai besser abrunden, als mit blühenden Wiesen voller Löwenzahn. Wenn die Sonne die unzähligen gelben Blüten zum Leuchten bringt, freut sich nicht nur das menschliche Auge. Neben vielen anderen Insekten haben die Bienen um die Zeit der Löwenzahnblüte die geschäftigste Zeit überhaupt. Die Stöcke werden durch die schlüpfende Brut zunehmend stärker und, wenn das Wetter gut ist, kann der Imker von Tag zu Tag beobachten, wie sich die Waben mit Honig füllen. Der Löwenzahn ist für Bienen so ergiebig, dass eigens Löwenzahnhonig gewonnen werden kann. Dieser Honig hat eine hellgelbe Farbe, er ist relativ flüssig, aber er bleibt nicht lange so, sondern kristallisiert bereits nach einigen Wochen. Dadurch verändert sich der Geschmack jedoch nicht, nur sieht er nicht mehr so schön klar aus. Inzwischen haben Imker allerdings Methoden entwickelt, durch die das Kristallisieren verhindert wird, z. B. dadurch, dass der frisch geschleuderte Honig über längere Zeit täglich gerührt wird.

Nicht nur die Bienen, auch wir Kinder haben uns immer recht eifrig mit dem Löwenzahn beschäftigt. Es gibt ja allerhand, was man damit anfangen kann. So haben wir lange „Leitungen“ mit den Blütenstängeln gebaut. Die sind ja hohl und oben dünner als unten, sodass man sie gut zusammenstecken kann. Diese Leitungen haben wir am Brunnen oder an einem Wasserlauf angelegt und von dort in eine kleine Erdgrube oder eben einen anderen Platz geleitet, wo wir gerade gespielt haben. Viel ist freilich nicht durchgekommen, aber darauf kam es ja nicht an. Außerdem kann man mit den Blütenstängeln verschiedenste Formen machen, indem man die Stängel entweder der Länge nach auseinanderschneidet und dann einrollt oder auch nur ein Stück einschneidet. Mit etwas Geschick und mit genug Wasser kann man so richtige „Blumen" mit eingerollten Blättern formen. Damit haben wir uns oft stundenlang beschäftigt und jeder war bemüht, noch schönere Formen zusammenzubringen als der Andere.

Trotz allem Eifer beim Spiel war uns aber eines immer bewusst:
Löwenzahn ist giftig! Also niemals mit den Fingern in den Mund oder in die Augen fahren und nach dem Spiel gründlich waschen. Stängel und Blätter sondern an den Stellen, wo sie abgepflückt oder verletzt werden, eine weiße Milch ab, und die muss gut abgewaschen werden.

Wenn der Löwenzahn verblüht ist und sich statt der feinen gelben Blütenblätter wollige graue Kugeln bilden, gibt es ein neues Spiel. Bläst man kräftig auf eine solche Kugel, fliegen die feinen Samen wie winzige Fallschirme davon. Auf diese Weise sorgt die Natur für große Verbreitung, denn der Wind trägt die Samen in alle Richtungen.

Löwenzahn ist zäh, wenn er sich einmal wo festgesetzt hat, ist er nur mehr sehr schwer wegzukriegen, denn seine schlanken, spitzen Wurzeln wachsen tief ins Erdreich, auch wenn es hart oder steinig ist. Versucht man sie auszureißen, bleibt meistens ein Stück zurück und die Pflanze treibt neu aus.

Die Blätter kommen schon mit dem ersten Grün aus der Erde und sind ganz jung auch gut genießbar. Allerdings sollten sich Liebhaber von Löwenzahn-Salat vor dem Pflücken erst einmal gut umsehen, denn um diese Zeit sind die meisten Felder erst kürzlich gedüngt worden. So mancher, der begeistert von seinem frischen, gesunden, selbstgepflückten Frühlingssalat schwärmt, hat nicht gemerkt, dass er noch eine gute Portion „Würze" von der letzten Jauche dabei hat.

Von den langen schmalen Blättern hat der Löwenzahn auch seinen Namen. Sie wachsen dicht am Boden rundum aus der Wurzel, werden sehr kräftig und sind stark *gezahnt*. Wer einen Hasen oder ein Kaninchen daheim hat, kann ihm mit solchen Blättern immer eine Freude machen.

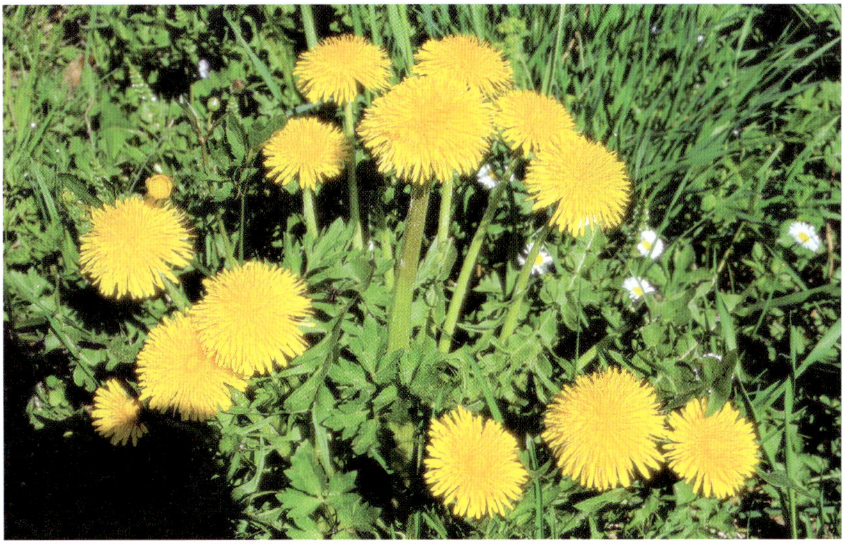

Aber nicht überall ist der Löwenzahn willkommen. Im Garten wird er von vielen als besonders lästiges Unkraut angesehen. Ist er im weichen Boden des Gemüsebeetes noch relativ leicht auszugraben, muss man in den Rasenflächen einen harten und dauernden Kampf führen, wenn man ihn nicht aufkommen lassen will. An windigen Tagen fliegen von den verblühten Löwenzahnfeldern ganze Wolken von Samen auf und landen eben auch überall in den Gärten. Wer aber in seinem Rasen nicht nur feines Gras, sondern auch verschiedene andere Pflanzen duldet, kann mit dem Löwenzahn noch etwas anderes erleben. Wenn die Blüten zu grauen Samenbällchen werden, kommt gelegentlich ein Liebhaber dafür, der sonst nicht immer da ist. Der kleine bunte Stieglitz stürzt sich mit großem Eifer auf die kleinen Samen und gibt nicht auf, bis die ganze Blume total zerfranst ist. Stieglitze sind immer paarweise unterwegs, meistens sind sogar mehrere Paare zusammen. Ihr Piepsen kann man immer dann im Garten vernehmen, wenn es besondere Leckerbissen für sie gibt. Vor allem sind das feine Samen von Blumen, aber auch wenn plötzlich ein dicht blühender Stock Schlüsselblumen total zerfranst ist und die Blüten rundum zerstreut sind, war der Stieglitz der „Täter". Auf den Feldern, wo viele Blumen sind, fällt das nicht auf, aber im Garten kann man solche Dinge gut beobachten, wenn man Zeit und Geduld dafür aufbringt.

Wenn die zahllosen Löwenzahnblüten von Gelb in Grau übergehen und sich die Samenschirmchen in alle Winde zerstreuen, hat der Frühling seinen Höhepunkt überschritten und aus den Frühlingswiesen werden allmählich Sommerwiesen.

Das ist jene Zeit im Jahr, in der in der Natur die größte Fülle vorhanden ist. Das Gemüse ist gepflanzt, in den Getreidefeldern, die im Frühjahr umgepflügt und braun sind, wächst das Getreide schnell heran, und in den Wiesen gibt es eine große Vielfalt von Blumen und Gräsern. Oberflächlich gesehen ist in der Natur um diese Zeit einfach alles grün und bunt, aber genauer besehen gibt es so viele verschiedene Dinge, dass man sie überhaupt nicht einzeln beschreiben kann. Ein paar sollen aber doch ein wenig genauer unter die Lupe genommen werden.

Kraut und Rüben

„Da liegen ja Kraut und Rüben durcheinander", diesen Ausspruch hat wohl schon ziemlich jede Mutter einmal getan, wenn sie im Zimmer ihrer Kinder ein heilloses Durcheinander vorgefunden hat. Das ist schon ein Hinweis darauf, dass Kraut und Rüben zwar etwas miteinander zu tun haben, dass sie aber nicht wild durcheinander sondern geordnet nebeneinander stehen sollten.

Kraut ist eine alte und weitum bekannte Gemüseart, die nach wie vor in großen Mengen angebaut wird. Auch hier gibt es wieder verschiedene Arten, die aber recht leicht zu unterscheiden sind. Das „Blaukraut" (auch Rotkraut genannt) identifiziert sich schon durch den Namen, nämlich durch die Farbe. Es wird gern zu Fleisch von Wild, Ente oder Gans gegessen.

Der Kohl ist dunkler grün und hat gekräuselte Blätter. Das Weißkraut aber hat glatte Blätter mit einer eher dumpfen Farbe. Für den Verzehr werden die äußeren Blätter entfernt und übrig bleibt der feste Krautkopf, der innen fast weiß ist. Der beliebte Krautsalat gilt als österreichische Spezialität und das daraus gewonnene Sauerkraut ist aus der alpenländischen Küche nicht wegzudenken. Früher gehörte Kraut zu den Säulen der alltäglichen Versorgung der Leute, zudem hatte es einen wichtigen Stellenwert für die Gesundheit. Es hielt sich auch ohne Konservierung bis lange in den Winter hinein, und als Sauerkraut verarbeitet war es die wichtigste Vitaminquelle bis zum nächsten Frühling. Deshalb wurde in jedem Garten Kraut angebaut und bei den Bauernhöfen gab es eigene große Krautgärten. Viele Leute, die selber keinen Grund hatten, wo sie Kraut und Kartoffel hätten anbauen können, pachteten zu diesem Zweck ein Stück Grund bei einem Bauern. Der Pachtzins dafür wurde aber meistens nicht mit Geld, sondern mit Arbeit abgegolten. In der Regel waren es die Frauen, die dann beim Bauern während der Heu- oder Getreideernte oder aber auch im Krautgarten oder auf dem Kartoffelacker mitgeholfen haben, um den Pachtzins abzuarbeiten. Solange es keine Maschinen gab, waren diese Arbeiten langwierig und es wurden viele Leute dazu benötigt.

Die Arbeit im Krautgarten begann schon früh. „Kunigund (3. März) bringt warm von unt", heißt es in einem alten Bauernspruch, und wenn erst einmal der Boden langsam warm wird, beginnen die ersten Frühlingsarbeiten. Zu „Gertraudi" (17. März) sei es zum „Krautbrennen" gewesen, wissen ältere Leute aus dem Lammertal zu erzählen. Dafür wurden quer durch den Krautgarten Mulden ausgehoben, darin die schon vorher dort angesammelten Holzabfälle wie Äste, Zweige, Rinden, morsche Teile von Zäunen u.s.w. aufgeschichtet und zuletzt alles mit Erde abgedeckt. Dann wurde so lange ein glosendes Feuer in Gang gehalten, bis alles gut verbrannt war. Das hatte einen mehrfachen Nutzen: die Asche ergab einen guten Dünger, gleichzeitig wurden Schädlinge im alten Holz und auch Schädlinge in der Erde – vor allem Schnecken samt ihrer Brut – gründlich vernichtet. Heute klagen viele Gärtner über Unmengen von Schnecken, die alles kahl fressen und denen nicht Herr zu werden ist. Diesem Übel wurde mit dem „Krautbrennen" vorgebeugt. Heute dürften solche Feuer schon aus Umweltschutzgründen nicht mehr gemacht werden.

Wie bereits beim Maikäfer beschrieben, hat es früher auch bei anderen in Massen auftretenden Schädlingen verheerende Folgen für die Bevölkerung gegeben. In diesem Lichte gesehen ist es auch verständlich, dass die ersten chemischen Schädlingsbekämpfungsmittel vor allem einmal mit großer Erleichterung angenommen wurden und auch ohne Bedenken zur Schädlingsbekämpfung bei Pflanzen eingesetzt wurden. Man war froh, dass man sie hatte und dass dadurch die Erträge besser wurden, zumal ohnedies zu wenig Lebensmittel da waren.

Im Krautgarten aber war dieses Problem nach dem Krautbrennen vorerst ohnehin einmal gelöst. Wenn alles verbrannt war, wurde die Erde samt der Asche verteilt und eventuelle Überreste entfernt. Auf dieser schwarzen Erde wurden später die Krautpflanzen gesetzt.

Gezogen wurden solche Pflanzen bei einigen wenigen Bauern, denn Samen waren schwer zu kriegen und sehr teuer. Ein ehemaliger Mitschüler, der von einem solchen Bauern stammt, erzählte mir bei einem Schülertreffen, wie er das damals als Kind erlebt hat. Waren die Pflanzen groß genug, dann mussten sie relativ schnell ausgesetzt werden. Bei entsprechendem Wetter kamen so viele

Leute, um welche abzuholen, dass sich richtige Schlangen gebildet haben. Da musste jeder in der Familie mithelfen, auch die Kinder mit acht oder neun Jahren schon. Die Leute kamen ja alle zu Fuß, manche hatten weite Wege zu gehen, da konnte man nicht „zwischendurch schnell etwas erledigen" wie heute, wenn zu Spitzenzeiten in einer Gärtnerei gerade viel los ist. Er allein hat als Bub manchmal mehr als zweitausend Pflanzen an einem Tag ausgezupft und gezählt, und das auch noch bei schlechtem Wetter mit schon ganz klammen Fingern. Dabei hieß es genau aufpassen, damit ja nichts abbricht oder verloren geht, denn es waren ohnehin immer zu wenige. Neben Kraut wurden auch Pflanzen für Rote Rüben, Salat und als Viehfutter Runkelrüben gekauft.

In den Gebirgsgegenden, wo alles relativ kleinräumig ist, wurden bei einem Bauern höchstens einige hundert Pflanzen gebraucht, in den Gegenden, wo Rübenbau auf großen Flächen betrieben wird, mussten, ehe es entsprechende Maschinen dafür gab, viele Tausende Pflanzen von Hand gesetzt werden. Dafür wurden zusätzliche Arbeitskräfte gebraucht und auch aus unserer Gegend sind einige im Frühling für jeweils etwa 6 Wochen nach Oberösterreich zum Rübenpflanzen gegangen. Vermittelt wurde das vermutlich über den Bauernbund, es war besonders für junge Frauen eine gute Gelegenheit, sich etwas dazuzuverdienen. Entgegen manchen heutigen Vorstellungen ging es vielen heranwachsenden Söhnen und Töchtern von Bauern nämlich auch nicht viel besser als den Mägden und Knechten. Die meisten Bauernhöfe hier sind nicht groß, das Geld war knapp und die Möglichkeiten sehr eingeschränkt. Wenn mehrere Kinder da waren, mussten sich besonders die älteren meist eben auch auf einen fremden Hof als Knecht oder Magd verdingen. Viele konnten zwar auf dem elterlichen Hof bleiben, doch sie unterstanden dort auch als Erwachsene der Autorität der Eltern. Wenn sie später geheiratet haben, bekamen sie wohl ein Heiratsgut, aber oft keinen Lohn, und so hatten die meisten auch kein eigenes Geld. In Zeiten, zu denen es auf dem Hof nicht so viel Arbeit gab, durften Burschen gelegentlich in die Holzarbeit (Waldarbeit) gehen und konnten sich so etwas Geld verdienen, dann waren sie für eine Weile „fein heraußen".

Selbst spätere Hoferben hatten oft kein Geld, aber sie schämten sich das zuzugeben. Ein alter Bauer erzählt, wie sich das für ihn dargestellt hat als junger Bursch. „Bei uns ist es eigentlich a ganz a schöner Bauer gwesn, da haben alle gmeint, du bist wer, dabei bist als Junger gar nichts gwesn. Bei mir warn noch die Schwestern dahoam, die haben dann gheirat und haben auszahlt werdn müssn. I hab oft koan Groschn Geld ghabt, dass i ins Wirtshaus hätt gehen können, aber das hätt i mir nie z'sagn traut, da hätt i mi gschamt. Die Andern haben dann gmeint, i bin z'groß dran (stolz, hochnäsig), weil i net mitgangen bin."

Für Frauen ging es zwar nicht um das Wirtshaus, aber natürlich hatten sie auch ihre Wünsche. Deshalb waren sie froh, wenn sie zwischendurch etwas verdienen konnten. Manche gingen im Frühling ein paar Wochen „Pflanzln" (Jungbäume auf Holzschlägen setzen) und einige eben auch Rübenpflanzen. Letzteres galt schon als größeres Unternehmen, denn für die damaligen Verhältnisse war das schon eine recht weite Reise, und sie sahen etwas, das sie sonst nie gesehen hätten. Beim Ausmustern sind mir kürzlich zwei alte Postkarten einer entfernten Verwandten in die Hände gefallen, die Anfang der 1950er Jahre mehrmals Rübenpflanzen gegangen ist. Sie schrieb, dass sie viel Arbeit haben, wie die Unterkunft ist, und dann noch ganz stolz: „Am Sonntag waren wir in Bad Hall, das war sehr schön …" Heute, wo man schnell einmal für einen Tag nach London, Paris oder sonstwohin fliegt, ist das freilich unbedeutend, aber damals klang das in unserer abgeschlossenen kleinen Welt schon nach weiter Ferne.

Kraut hat heute in der Ernährung lange nicht mehr den Stellenwert wie früher, weil ein vielseitiges und uneingeschränktes Angebot an Gemüse und anderen Lebensmitteln vorhanden ist. Hier in den Gebirgstälern kann man zwar immer noch einige Krautköpfe in den Gemüsegärten sehen, aber die großen Krautgärten, in denen zweihundert, dreihundert oder sogar mehr Pflanzen gesetzt wurden, gibt es nicht mehr bzw. eben nur mehr bei den Gemüsebauern im Flachland. Selbst wer noch sein eigenes Sauerkraut machen will, kauft das Kraut im Supermarkt, im Lagerhaus oder bei einem Gemüsebauern.

Wenn man einen schönen Krautkopf kauft, denkt man nicht daran, wieviel Arbeit dahintersteckt. Heute geht zwar manches maschinell, aber es sind immer noch viele Handgriffe nötig, bis ein solcher Kopf sauber in die heimische Küche kommt. Als Kind habe ich noch oft die Arbeit in einem Krautgarten gesehen und ich habe auch selber dabei mitgeholfen. Den Sommer über musste mehrmals gejätet und um jede einzelne Pflanze herum „geheindlt" (die Erde aufgeharkt) werden und natürlich auch gedüngt. Wer das noch miterlebt hat, wie vor 50 und mehr Jahren gearbeitet wurde, kommt gelegentlich ins Staunen, wenn von manchen Leuten so vehement die Rückkehr zu den früheren „naturnahen" Arbeitsmethoden gefordert wird. Naturnah war es tatsächlich, denn als Dünger stand nur das zur Verfügung, was von Mensch und Tier ausgeschieden wurde. Gerade im Krautgarten und auch bei anderem Gemüse wurde einmal im Sommer gern mit „Häusl-Suling", also mit der Jauche vom Plumpsklo gedüngt. Diese Arbeit wurde zwar an einem Regentag erledigt, weil sonst alles verbrannt wäre, aber besonders appetitlich war es trotzdem nicht. Eine unangenehme Arbeit war es auch, regelmäßig die Krautwürmer abzuklauben. Diese gefräßigen grünen Raupen schlüpfen aus den Eiern, die die Kohlweißlinge gern auf den Krautblättern ablegen. Sie richteten im Krautgarten viel Schaden an, wenn sie nicht rechtzeitig bekämpft wurden.

Beim Kraut konnte fast alles verwertet werden. Sobald sich Köpfe gebildet haben, wurden schon allmählich die unteren Blätter für Schweinefutter abgepflückt. Dafür wurden sie zerkleinert, etwas Kleie beigemischt und alles mit heißem Wasser abgebrüht.

Bei uns war der Krautgarten nicht so groß, trotzdem war es bei der Ernte viel Arbeit, die Köpfe abzuschneiden, im Korb in die Scheune zu tragen und dort bei jedem einzelnen Kopf den Strunk und die äußeren Blätter abzuhacken. Dafür war auch einiges Geschick erforderlich, denn der Krautkopf selber durfte ja nicht beschädigt werden. Die Abfälle wurden verfüttert, mussten aber vorher zerkleinert werden, damit keines der Tiere daran erstickt.

Der größte Teil der Ernte wurde zu Sauerkraut verarbeitet. Die großen Krauthobel, mit denen die halbierten Krautköpfe fein geschnitten wurden, findet man noch in den ländlichen Heimatmuseen. Das geschnittenen Kraut kam in ein großes Holzfass und musste dort ganz fest eingestampft werden. Immer eine Schicht Kraut, darauf reichlich Salz und ein paar Wacholderbeeren und dann musste alles so festgestampft werden, bis es gut feucht war. Erst dann kam die nächste Schicht.

Zum Krautstampfen wurde entweder ein Holzstampfer benutzt, meist aber wurden Kinder dafür eingespannt. Die Füße gewaschen und barfuß hinein in das Krautfass. Das war zuerst sogar recht lustig, über längere Zeit jedoch nicht gerade angenehm, in dem engen Fass auf dem salzigen, feuchten Kraut stundenlang fest auf der Stelle zu treten. Kalt ist es auf die Dauer auch noch geworden. Eine Frau erzählte mir, ihr Vater hat immer gesagt, „brauchts nur fest stampfen, dann wird's schon warm". Es musste so fest gestampft werden, dass zuletzt im vollen Fass die Feuchtigkeit über dem Kraut stand. Wenn's nicht ganz gereicht hat, wurde mit etwas Wasser nachgeholfen, aber das durfte nur wenig sein. Das Wasser musste aber vorher abgekocht und wieder abgekühlt werden. Zuletzt wurde das Kraut mit einem Brett abgedeckt und mit Steinen gut beschwert. So blieb es stehen, bis es ausgegärt war.

Kurz vor Weihnachten, etwa wenn geschlachtet wurde, gab es dann das erste Sauerkraut. Von da an kam den ganzen Winter über jeden Tag als Vorspeise Sauerkraut auf den Tisch, bei den meisten Bauern sogar zu Mittag und am Abend. Das wurde aber nicht jedesmal aus dem großen Fass geholt, sondern man hat einmal mehr in ein kleineres Gefäß herausgenommen, und erst wenn das aufgebraucht war, wieder neu aufgefüllt. So konnte das Kraut zwischendurch ruhig im Fass in der Sure bleiben.

Aus dem Frischkraut wurde Krautsalat gemacht, und solange es noch kein Sauerkraut gab, auch regelmäßig Krautsuppe. Das war ein ganz einfaches Rezept:

Das Kraut fein schneiden, in ein Kochgeschirr geben und mit soviel kochendem Wasser überbrühen, bis das Kraut bedeckt ist. 5 bis 10 Min. zugedeckt ziehen lassen, dann abseihen und nochmals mit Wasser überbrühen, ein oder zwei geschälte, halbierte Kartoffeln dazugeben und alles zusammen weichkochen. Vor dem Servieren salzen, die Kartoffeln zerdrücken und alles gut vermischen. Damit es nicht ganz so leer schmeckt, hat man früher mit etwas angebräunter Butter „abgeschmalzt". Heute kann man stattdessen mit Suppenwürze abrunden, dann schmeckt eine solche Krautsuppe ganz gut.

Kartoffeln – im Volksmund Erdäpfel genannt

Wenn man im Frühsommer die weiß und rosa blühenden Kartoffelfelder sieht, kann man sich schon vorstellen, dass die Kartoffel ursprünglich wegen ihrer Blüten nach Europa gekommen ist. Britische Seefahrer haben sie wahrscheinlich im 16. Jahrhundert aus Südamerika mitgebracht. Als sich aber herausstellte, dass diese Blütenstauden giftig sind, gab es von allerhöchster Stelle Anordnung, die Pflanzen alle auszureißen und zu verbrennen. Dabei soll jemand die durch das Feuer gebratenen Knollen gekostet und festgestellt haben, dass diese gebraten ausgezeichnet schmecken und auch bekömmlich sind. Von da an war es zwar noch ein weiter Weg, aber schließlich hat die Kartoffel ihren Siegeszug angetreten und wurde zur wirksamsten Waffe gegen Hungersnöte nicht nur auf der Insel, sondern auch auf dem Festland. Förderlich dabei war der Vormarsch der Dampfschiffe, durch die neue und bedeutend schnellere Transportwege erschlossen werden konnten.

Lange Zeit galt die Kartoffel als „Arme-Leute-Essen". Wer immer irgendwie die Möglichkeit hatte, Erdäpfel anzubauen, hatte damit eine willkommene Nahrungsgrundlage, vor allem in Notzeiten.

Kartoffeln waren auch noch später von zentraler Wichtigkeit. So wurden in den ersten Nachkriegsjahren zum Teil städtische Grünanlagen für den Anbau von Kartoffeln und Kraut freigegeben, um des ärgsten Hungers Herr zu werden. Die Bauern haben außer auf dem dafür vorgesehenen Erdäpfelacker auch auf jenen Stellen Kartoffeln gesetzt, wo das Wintergetreide ausgefallen ist. Weizen und Roggen werden ja bereits im Herbst angebaut. Bei dem rauen Klima in dieser Gegend gab es im Frühling immer wieder Stellen, wo das Getreide „ausgeblieben" ist, weil es erfroren war. Früher waren die Winter bedeutend strenger und es gab mehr Schnee als in den meisten Jahren jetzt.

Die verschiedenen Sorten waren früher kein Thema. Jeder hatte seine Sorte und sparte für den neuen Anbau seine „Setzkartoffeln" auf. Hauptsache war, dass es eine gute Ernte gab, und man war froh, wenn sie nicht zu wässerig ausfielen. Das hing aber hauptsächlich vom Wetter und zum Teil auch vom Boden ab.

Obwohl es bei jedem Bauern verhältnismäßig große Erdäpfelacker gab, war das im Vergleich zu den traditionellen Anbaugebieten wie etwa im Lungau, im Waldviertel oder in Oberösterreich doch recht kleinräumig. Und so wie die Bergbauern im Lammertal etwas neidisch auf die Bauern im ebenen Salzachtal schauten, so schielten jene manchmal nach den großen Höfen in Oberösterreich, denen es naturgemäß besser ging. Als dann langsam die Autos aufkamen, hieß es oft: eine „Erdäpfelnummer" oder sogar ein „Erdäpfelbauer", wenn ein Auto mit oberösterreichischer Nummer dabei war. Damals waren die Kennzeichen ja noch nicht nach Bezirken, sondern nach Bundesländern benannt, wodurch die Nummern leicht zuzuordnen waren. Es ist inzwischen schon wieder vergessen, aber ehe Ende der 1980er Jahre im Hinblick auf den EU-Beitritt die neuen Nummerntafeln eingeführt wurden, gab es heiße Debatten. Manche befürchteten sogar, Österreich könnte dadurch seine Identität verlieren. Diese Befürchtungen waren natürlich weit überzogen, aber die „Erdäpfelnummern" kann man nur mehr dann ausmachen, wenn man sich in Heimatkunde gut genug auskennt, um die Bezirke Oberösterreichs auseinanderhalten zu können.

Die Arbeit auf dem Erdäpfelacker beschreiben jene, die sie noch kennen, immer als „kreuzwehige" Arbeit, also eine Arbeit, von der man Rückenschmerzen bekommen hat. Im Gemüsebau gibt es trotz Erleichterungen durch

Maschinen immer noch viele solche Arbeiten, vor allem bei der Ernte (Spargelstechen, Erdbeerpflücken, Salatschneiden …).

Kartoffeln mögen es nicht gerne nass, deshalb hat man bei Hanglage die „Riedln“ immer von oben nach unten und nie quer zum Hang gesetzt. Mit einer speziellen Haue wurden erst flache Gräben ausgegraben, Kuhmist hineingegeben und dann die Kartoffeln im regelmäßigen Abstand hineingelegt. Größere Knollen wurden auseinandergeschnitten und mit den Trieben nach oben hineingesetzt. Anschließend wurde die Erde sorgfältig zu einem sauberen Riedl aufgehäuft. Diese Riedl mussten in gleichmäßigem Abstand und kerzengerade gezogen werden, sonst wäre darüber gespottet worden. Auf solche Dinge wurde früher bei vielen Arbeiten Wert gelegt.

Später musste dann gejätet und vor allem darauf geachtet werden, dass Schädlinge keinen allzugroßen Schaden anrichten. Gegen Ende des Krieges und in den Jahren danach entwickelte sich der Kartoffelkäfer zu einer gefürchteten Plage. Diese schwarz-gelb gestreiften Käfer traten in solchen Massen auf, dass schließlich Schulklassen samt ihren Lehrern während der Unterrichtszeit auf den Feldern zum Kartoffelkäferklauben eingesetzt wurden. Daran waren sogar noch Kinder beteiligt, die 1949 eingeschult wurden, obwohl die Jüngsten nicht dazu herangezogen wurden. Unmengen dieser Schädlinge wurden eingefangen und vernichtet, aber es war ihrer nicht Herr zu werden. Damals verbreiteten sich Gerüchte, die Amerikaner hätten die Kartoffelkäfer aus Flugzeugen abgeworfen, um die Ernten absichtlich zu vernichten.

Die Leute haben sich jedes Jahr darauf gefreut, wenn es um „Jakobi“ (25. Juli) herum die ersten „neuen“ Erdäpfel gab. Man konnte früher nicht schon im Mai Frühkartoffeln aus dem Ausland kaufen. Wenn die Ernte aus dem Vorjahr aufgebraucht war, gab es keine mehr. Die letzten schmeckten meist ohnehin nicht mehr besonders, weil sie oft schon so lange Triebe hatten, dass sie direkt miteinander verwachsen waren.

Das Kartoffelkraut ist zuerst sehr kräftig, nach der Blüte beginnt es aber bald zu verkümmern und wird bis zur Ernte größtenteils braun. Ausgegraben wurden die Kartoffeln früher mit einer Gabel. Jeder einzelne Stock musste sorgfältig einzeln herausgehoben und umgedreht werden. Obwohl das Einsammeln auch wieder eine „kreuzwehige“ Arbeit war, so war es doch auch immer wieder eine Freude zu sehen, wie viele große und kleine Kartoffeln aus einer einzelnen Knolle gewachsen sind.

Die Kartoffel erfreut sich nach wie vor größter Beliebtheit. Es gibt wohl kaum jemand, der nicht Anhänger einer der vielen Speisen ist, die aus der Kartoffel gemacht werden können. Die Auswahl geht von den besonders bei Kindern beliebten „Pommes“ über Kroketten, Erdäpfelgulasch, Chips, Kartoffelsalat, Kartoffelpuffer, Kartoffelpüree, Petersilkartoffeln, Kartoffeln mit Salz und Butter, Folienkartoffeln, bis hin zur „Erdäpfelwurst“. Nicht zu vergessen natürlich die Bratkartoffeln, die es während des Krieges sogar zu kurioser Berühmtheit gebracht haben. Einerseits weil sie eine der wichtigsten Speisen überhaupt waren, andererseits im Zusammenhang mit Liebesbeziehungen. Überall wo Soldaten stationiert waren, gab es natürlich auch Beziehungen zu einheimischen Mädchen. Die jungen Mädchen hatten sonst ohnehin kaum Gelegenheit jemand kennenzulernen, weil die Männer alle im Krieg waren. Wenn nun eine solche Beziehung schon etwas enger war, dann wurde der Freund der Tochter vielleicht manchmal zum Abendessen eingeladen. In Norddeutschland nannte man das ein „Bratkartoffelverhältnis“, weil es dabei meistens Bratkartoffeln gab.

Wer schon irgendwann einmal die Gelegenheit hatte, Kartoffeln im offenen Feuer zu braten, wird wahrscheinlich nachvollziehen können, dass der seinerzeitige Erlass in Großbritannien nicht die Ausrottung bewirkt, sondern letztlich den Siegeszug der unscheinbaren Knolle Kartoffel begründet hat.

Bohnen, Erbsen und Linsen

Die gute alte Erbsensuppe gehörte und gehört immer noch zu den fixen Standardspeisen in fast allen Schutzhütten. Bohnensalat oder serbische Bohnensuppe gehört ebenfalls zu den gängigen Speisen, und Linsen wurden offenbar schon vor mehr als dreieinhalbtausend Jahren gegessen. Laut einem Bericht in der Bibel hat Jakob seinem Bruder Esau um ein Linsengericht das Erstgeburtsrecht abgehandelt, als dieser fast am Verhungern war (1. Mose Kapitel 25, Vers 29–34).

Einfache Gerichte aus diesen Hülsenfrüchten erleben seit einiger Zeit einen Boom und werden sogar in Spitzenrestaurants angeboten, angebaut aber werden diese Früchte nur mehr in größeren Feldern. Ein Erbsenfeld ist recht unauffällig, wenn man aber auf einer Wanderung oder einem Spaziergang an einem vorbeikommt, lohnt es sich auf jeden Fall genauer hinzuschauen, wie das wächst.

In unserer Gegend gibt es in den Gärten zwar oft Bohnen, die aber als „grüne Bohnen" für Gemüse oder Salat geeignet sind. In den Geschäften jedoch werden wieder vermehrt getrocknete Bohnen, Erbsen und Linsen angeboten. Durch die gute Haltbarkeit waren Hülsenfrüchte früher ein wichtiger Bestandteil der Ernährung, im Gegensatz zu heute galten sie aber nicht als Spezialität, sondern vielmehr als eine Art „Kraftnahrung" im kargen Speiseplan. Linsen wurden in dieser Gegend kaum gegessen, sie waren eher ein „Arme-Leute-Essen" im städtischen Bereich. Erbsen und Bohnen aber wurden bei den Bauern überall selber angebaut. „Bohn' machen an Mann", hieß es, wenn bei den Leuten gemurrt wurde, weil ihnen die dauernden Bohnen schon zum Hals heraushingen und nicht selten auch noch ein paar Würmer darin herumgeschwommen sind.

Angebaut wurden nicht die kleinen weißen oder roten Bohnen, wie sie meist für Salat verwendet werden, sondern die großen, fleckigen „Käferbohnen". Bohnensetzen war keine beliebte Arbeit, zumal das meistens bei schlechtem oder kaltem Wetter erledigt wurde. Mit dem „Stipfi" – einem unten zugespitzten und meist mit Eisenspitz versehenem Holzstock – wurden Löcher in die Erde gestoßen und die Bohnen oder Erbsen hineingelegt. Zum Setzen von Pflanzen gab es einen kleinen „Stipfi". Um ein solches Gerät zu schnitzen, brauchte man einen ganz besonderen Ast oder eine Wurzel, die um die Ecke gewachsen war und einen stumpfen Winkel bildete. So lag es gut in der Hand und man konnte den Druck von oben ausüben. So etwas spielt freilich keine Rolle, wenn jemand 20 Salatpflanzen in seinem Garten setzt, aber bei 300 oder 400 Krautpflanzen gab es so noch Blasen.

Wenn Bohnen und Erbsen reif waren, wurden sie mit der Sichel geschnitten und wie Heu auf Schober getrocknet. Die Früchte aus den Hülsen zu klauben war dann eine Arbeit für lange Winterabende.

Obwohl ebenfalls eine regelmäßige Vorspeise, war die „Arwes-Gerstn" – ein Gemisch aus ganzen Erbsen und der sogenannten „Rollgerste" – bei vielen beliebter als die Bohnen. (Gerstensuppe ohne Erbsen erlebt auch gerade wieder eine Renaissance.) „Arwesen" ist im Lammertal eine regionale Bezeichnung für Erbsen. Eine Frau, die dort über vierzig Jahre ein Geschäft betrieben hat, aber nicht dort geboren ist, erzählte mir, dass sie erst einmal nicht die geringste Ahnung hatte, was das sein könnte, als sie auf einem Einkaufszettel „½ Kilo Arwesen" gelesen hat. Überhaupt waren Einkaufszettel oft nur schwer zu entschlüsseln. Manche Leute schrieben, wie sie gesprochen haben, und viele hatten nur wenig Gelegenheit gehabt, regelmäßig die Schule zu besuchen.

Im Lichte dessen betrachtet ist es kein Wunder, wenn Einkaufszettel oft schwer zu entziffern waren. Ich habe einen davon unter alten Dokumenten gefunden. Er stammt von meiner Mutter (geb. 1910, gest. 1993). Sie ist als Ziehkind bei Bauern aufgewachsen, hat viel gearbeitet und durfte nur selten zur Schule gehen. Begriffe wie Haarspray, Abwaschhilfe oder Mineralwasser hat sie nicht nur nie *schreiben*, sondern überhaupt erst in fortgeschrittenem Alter *kennen* gelernt. Eine „Arwes-Gerstn" konnte sie aber gut kochen.

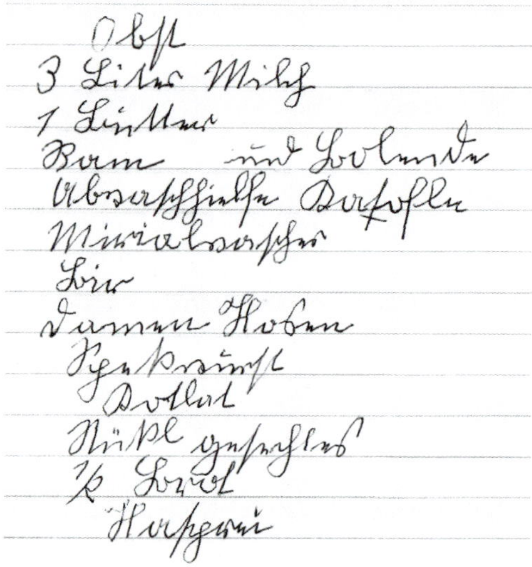

Obst
3 Liter Milch
1 Butter
Ram und Bolenda *(Polenta)*
Abwaschhielfe Katofln
(Abwaschhilfe, Kartoffeln)
Mirialwascher
Bier
Damen Hosen
Spekwurst
Kotlat *(Kotelett)*
Stückl Gesechtes *(Geselchtes)*
1/2 Brot
Hasprei *(Haarspray)*

„Gute Geister" in Feld und Garten

Der Frühsommer ist jene Zeit, in der eine Reihe von Pflanzen wachsen und blühen, die man mit Fug und Recht als „gute Geister" für Haus und Hof bezeichnen kann, weil sie nicht nur vielseitig nutzbar sind, sondern auch heilsame Wirkung haben. Nachfolgende Beschreibungen beziehen sich jedoch hauptsächlich auf den allgemeinen Gebrauch. Der Umgang mit Heilpflanzen und Naturheilkunde erfordert fundiertes Wissen und sollte daher nur in Absprache mit einem Arzt oder medizinisch ausgebildeten Homöopathen erfolgen.

Da dieser Bereich zur Zeit stark im Trend liegt und sich gutes Geld damit verdienen lässt, tummeln sich jedoch zunehmend selbsternannte „Experten" und Scharlatane auf diesem Feld. Leider sind viele Leute viel zu vertrauensselig. Sie sind bereit, viel Geld für etwas auszugeben, was gerade wieder einmal als neues Wundermittel aus der Natur angeboten wird. Die weitläufige Meinung, mit Naturheilmitteln könne man nichts verkehrt machen und sie also auch ohne Bedenken parallel zu anderen Medikamenten anwenden, ist schlichtweg *falsch*. Alles, was eine *Wirkung* hat, hat auch eine *Nebenwirkung*, und kann daher in Verbindung mit anderen Medikamenten eine unerwünschte Wechselwirkung hervorrufen. Daher sollte man vorher stets mit dem behandelnden Arzt sprechen. Gerade praktische Ärzte sind diesbezüglich ohnehin sehr vielseitig und binden von sich aus alternative Methoden oder Heilkräuter in die Behandlung ein.

Nicht ratsam ist es auch, auf Dauer irgendwelche Mittel zur Vorbeugung einzunehmen. Selbst einfache Tee-Kuren sollen in der Regel nicht länger als drei Wochen dauern. Wenn überhaupt, dann soll eine solche Kur erst nach einer Pause von mindestens einer Woche wiederholt werden.

Trotz alledem gibt es aber keinen Grund, weshalb wir Pflanzen mit heilender Wirkung nicht nutzen sollten. So manches alte Hausmittel kann im Krankheitsfall Linderung verschaffen oder einfach zum Wohlbefinden beitragen. Wenn es auf die Sommersonnenwende zugeht (21. Juni), kann man viele dieser „guten Geister" der Natur sehen, manche sogar schon von Weitem riechen.

Büsche von schwarzem Holunder findet man überall dort, wo die Natur halbwegs ungestört wachsen kann. Für die große Verbreitung sorgen die Vögel, die sehr gerne Holunderbeeren fressen und die Samen wieder irgendwo ausscheiden. Obwohl er so häufig vorkommt, ist der „Holler" – wie er im Volksmund genannt wird – keinesfalls nur ein wildwachsender Strauch, sondern seit alter Zeit eine hochgeschätzte Kulturpflanze. Er war schon immer sowohl als Heil- als auch als Speisepflanze in Verwendung.

„Vor einer Hollerstaudn soll man den Hut ziehen", hieß es früher, das zeigt schon, wie viel Respekt man ihm gezollt hat. Auf vielen Bauernhöfen wachsen deshalb auch heute noch Holunderbüsche nahe beim Haus oder auch an den Ecken von verschiedenen Gebäuden. In letzter Zeit wird sein Wert wieder vermehrt entdeckt und genutzt. So kann man z. B. in der Steiermark zunehmend zwischen Obstplantagen auch kleinere Holunderplantagen sehen. In Geschäften wird vermehrt weißer Holundersirup und auch schwarzer Holundersaft angeboten.

Aus den Blüten kann man relativ einfach auch selbst ein erfrischendes Getränk herstellen. Dafür gibt es sehr individuelle Rezepte, die jeweils dem eigenen Geschmack angepasst sind. Nachfolgende Beschreibung ist kein richtiges Rezept, sondern nur eine „Hausnummer", die entsprechend veränderbar ist.

Etwa 5 Liter Wasser, etwa 15 Holunderblüten, Zucker und zwei in Stücke geschnittene Zitronen gut vermischen und in die Sonne stellen. Das Gefäß (am besten aus Glas) soll abgedeckt, aber nicht luftdicht verschlossen werden. Das Getränk braucht etwa 10 Tage, bis der Holundergeschmack richtig aufgenommen wird. Dann abseihen und in Flaschen füllen. Achtung: Weißer Holundersaft beginnt leicht zu gären, wenn kein Zusatz dabei ist, deshalb bald verbrauchen.

Kürzlich habe ich zwei Frauen getroffen, die gerade vom Holunderpflücken kamen. Sie sind beide über achtzig und jede trug einen Sack mit Holunderblüten. Auf meine Frage, wie sie den Holler ansetzen, schilderten sie mir drei verschiedene Arten, und dass sie es früher noch anders gemacht hätten. Alle Rezepte basieren aber auf der Grundlage von Wasser, Zucker, Zitrone und Holunderblüten, die meisten geben noch Zitronensäure, Weinsteinsäure oder Ascorbinsäure dazu, damit das Getränk haltbar wird. Manche Mischungen sind sehr intensiv, bis zu 2 kg Zucker auf 2 l Wasser und 30 Holunderblüten.

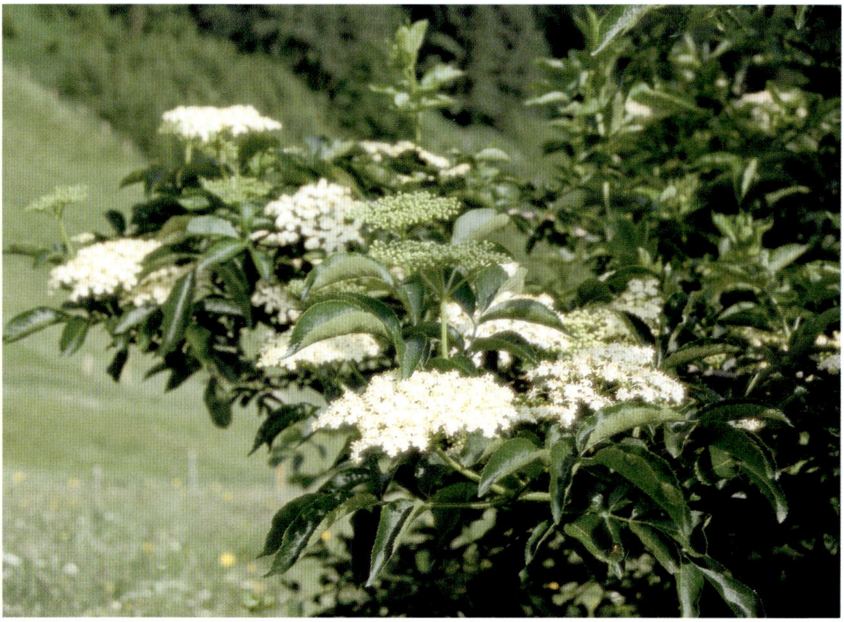

Diese werden jedoch mindestens einmal abgekocht, manche sogar nach 24 Stunden noch einmal, der Saft oder Sirup ist dann sofort genießbar. Bis eben hin zu der leichten Art wie oben beschrieben, bei der alles andere der Sonne überlassen wird.

Aus den Holunderblüten wurden früher auch gerne „Hollerstrauben" gemacht. Dafür werden die Blütendolden in Teig (ähnlich wir Palatschinkenteig) getaucht und in heißem Fett schwimmend ausgebacken. Die Blüten werden mitgegessen, die Stängel bleiben übrig.

Aus getrockneten Holunderblüten kann man einen wohlschmeckenden, heilsamen Tee bereiten, der schweißtreibend wirkt und wohltuend bei Verkühlungen ist.

Die Blüten gibt es etwa Anfang Juni – je nach Höhenlage – sie verbreiten weitum ihren angenehmen Duft. Wer an einer Holunderblüte riecht, kann dabei leicht vom Blütenstaub eine gelbe Nase bekommen.

Holunderblätter sind hilfreich nach einem Bienen- oder Wespenstich. Die Stelle mit einem Holunderblatt einreiben und das Blatt dann über längere Zeit auflegen. Das lindert den Schmerz und dämpft die Schwellung.

Die reifen Beeren vom schwarzen Holunder sind ebenfalls vielseitig verwendbar. Immer noch beliebt ist im ländlichen Raum das „Hollerkoch". Dafür gibt es ebenfalls verschiedene Rezepte. Manche lassen die Beeren dabei, andere seihen sie ab und geben dafür geschnittenes Obst dazu.

Mein persönliches Rezept:
Beeren sorgfältig von den Trauben abpflücken, waschen, in Wasser aufkochen und etwa 20 bis 30 Minuten leicht köcheln lassen. (Vorsicht, denn der Holler schäumt beim Kochen stark und läuft daher leicht über.) Dann abseihen, etwas abkühlen lassen und Milch dazugeben (ca. ⅓ Milch zu ⅔ Hollersaft).

Die Mischung aufkochen, vorher aber einen Teil davon abnehmen und in einem kleinen Topf mit Mehl und Salz verrühren, und dann in die kochende Masse unter ständigem Rühren einkochen. Milch und Holundersaft sollen beim Mischen möglichst gleich warm sein, weil die Milch durch die Säure im Holunder ohnehin leicht gerinnt. Das kann aber dann mit dem Mehl wieder glatt gerührt werden. Wenn alles gut verrührt ist, ein paar feingeschnittene Apfel- oder Birnenspalten und frische Zwetschken dazugeben und ganz leicht kochen lassen, bis das Obst gar ist. Regelmäßig umrühren! Zucker und Butter kann jeder nach Belieben dazugeben.

Meine Enkelkinder tauften dieses Gericht irgendwann treffend als „violetten Pudding“, was sowohl der Farbe als auch der Art des Kochens entspricht.

Der Saft aus schwarzen Holunderbeeren gilt als stärkend für den ganzen Organismus. Früher wurde auch öfters Marmelade daraus gemacht, das war aber eher aus Mangel an anderen Früchten, und sie war nicht besonders beliebt.

Für Schnaps ist Holunder ebenfalls gut geeignet, er kann sowohl pur als auch als Zusatz zum Obst gebrannt werden.

In manchen Jahren ist es aber kaum möglich, Holunderbeeren zu ernten, weil sich die Vögel sofort darauf stürzen, sobald sie halbwegs reif sind. Wenn es dann ohnehin wenige gibt, bleibt für den Menschen kaum noch etwas übrig.

Roter Holunder ist bedeutend seltener anzutreffen als schwarzer. Die Büsche und auch die Beerentrauben sind kleiner, es wird ihm aber noch stärkere Heilwirkung zugeschrieben.

Es gibt allerdings auch kleinere Büsche mit schwarzem Holunder, die aber *stark giftig* sind. Wer sich also nicht gut auskennt, sollte besser die Finger davon lassen.

Holunderzweige sind wie ein Rohr, das innen mit einer schwammigen Masse gefüllt ist. Sie sind daher leicht und brüchig. Altes Holz ist fest und klemmt stark beim Sägen.

„Wenn der Holler blüht, werden die Leut' narrisch“, hieß es früher manchmal. Das hat wohl weniger mit dem Holunder als mit der Jahreszeit zu tun.

Die langen Tage und die kurzen Nächte, wenn es auf die Sommersonnenwende zugeht, erwecken nicht nur bei den Pflanzen, sondern auch bei den Menschen neue Lebensgeister. Besonders bemerkbar macht sich das natürlich in den nördlichen Ländern, wo der Unterschied zwischen Tag und Nacht, zwischen Licht und Dunkel, in Sommer und Winter noch viel größer ist als hier in Mitteleuropa. So wird oft von den „weißen Nächten von Petersburg" gesprochen, wo die Stadt auch nachts kaum zur Ruhe kommt, weil die Menschen die kurze Zeit der langen, hellen Tage nutzen. Reiseveranstalter haben diesen Begriff aufgegriffen und zum Werbeslogan gemacht, mit dem um diese Zeit unter anderem recht erfolgreich Kreuzfahrten nach St. Petersburg angeboten werden.

Walnüsse

Ebenso wie der Holunder hat auch oft ein Nussbaum seinen Standort nahe beim Haus oder im Obstgarten. Er lässt sich aber nirgends dazwischenquetschen, sondern beansprucht seinen Platz. Er lässt auch nicht viel rund um sich aufkommen, denn er saugt den Boden stark aus. Dafür spendet er reichlich Schatten. Im Bergland gedeiht er nur in tieferen Lagen, aber selbst dort werden die Nüsse bedeutend kleiner als in milderem Klima.

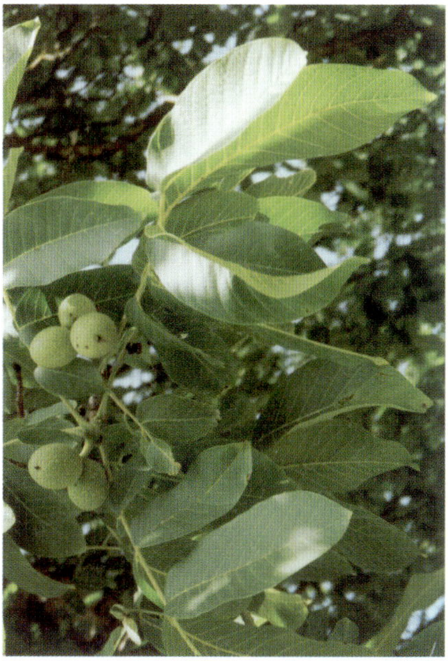

Walnüsse waren immer schon sehr begehrt, sie gehören zum Nikolo und zu Weihnachten wie kaum sonst eine Frucht. Früher gab es bei Bauern, die einen Nussbaum hatten, für Anklöckler immer auch ein paar Walnüsse.

Aus noch unreifen Nüssen kann ein Schnaps angesetzt werden, der als stärkend für Magen und Nerven gilt.

Wacholder

Wacholderbüsche sind ebenfalls öfters in Gärten zu finden, dabei handelt es sich aber fast immer um Ziersträucher. Der Wacholder ist eigentlich in der Heide zu Hause, doch wie das Heidekraut ist er auch in dieser Gegend weitverbreitet. Er wächst in verschiedenen Arten nicht nur auf Weideflächen, sondern auch auf Almen und Berghängen bis in große Höhen hinauf. Da das Vieh den Wacholder mit seinen spitzen Nadeln nicht frisst, kann er ungehindert wachsen. Allerdings wird von den Bauern darauf geachtet, dass sich Wacholder und andere junge Bäume nicht zu sehr ausbreiten, denn sonst würden diese Flächen zuwachsen und als Weide nicht mehr genutzt werden können.

Deshalb wird regelmäßig „geschwendet", das heißt, kleine Bäumchen und Büsche werden entweder ausgerissen oder mit einem Schwendmesser (ähnlich einer Machete) abgehauen. Über lange Zeit sind jedoch viele Almen recht vernachlässigt worden. Die Bauern hatten keine Dienstboten – also keine Arbeitskräfte – mehr und es lohnte sich auch nicht mehr. Seit dem EU-Beitritt hat sich aber diesbezüglich vieles zum Positiven verändert. Mit Hilfe von Förderungen aus dem EU-Topf wurden viele schon beinahe verfallene Almhütten renoviert und so mancher Bauer aus der jungen Generation hat dabei offenbar auch die Liebe zur Alm wiederentdeckt. Zwar wurde in einigen Fällen schon fast protzig wiederaufgebaut, aber vielen Hütten sieht man an, dass hier nicht nur dem Zweck entsprochen wurde, sondern mit geradezu liebevoller Kleinarbeit auch die eigene Freude an der Sache eine Rolle gespielt hat.

Im Zusammenhang damit wurden auch zum Teil schon recht verwachsene Flächen freigemacht und es wird darauf geachtet, dass das Gestrüpp nicht wieder überhandnimmt.

Manchmal hört man, es sei ja gut, wenn Flächen zuwachsen und sich die Natur zurückholt, was ihr der Mensch genommen hat. Dabei wird jedoch nicht bedacht, dass die alpenländische Kulturlandschaft nur davon lebt, dass sie eben auch entsprechend gepflegt wird. Wo das nicht passiert, verwandeln sich schöne grüne Almwiesen in verwachsene Flächen mit hässlichem Gestrüpp. Wirklicher Wald wird dort nie. Die Bauern wissen das natürlich und deshalb nutzen viele die derzeitigen Umstände und kümmern sich wieder vermehrt um ihre Almen.

Einige haben sogar aus der Not eine Tugend gemacht. Sie gehen nicht nur selber auf die Alm zum „Schwenden", sondern nehmen dazu auch ihre

Urlaubsgäste mit. Für Menschen aus der Stadt, die gerne Urlaub auf dem Bauernhof machen, ist diese Art „Aktiv-Urlaub" eine nette Abwechslung. Sie können dabei die Atmosphäre auf der Alm und in der Almhütte erleben und auch vieles lernen. Schließlich sind die Bauern die wirklichen „Experten", wenn es um die Natur geht.

Vereinzelte Wacholdersträucher lässt man aber auch beim Schwenden stehen. Sie gehören einfach zur Landschaft und sind auch mehrfach nutzbar. Wie schon geschildert, ist im Lammertal ein Palmbuschen ohne Wacholder kaum denkbar. Früher wurden feingehackte Wacholderweige auch bei bestimmten Anlässen aufgebreitet, um frischen, angenehmen Geruch in einen Raum zu bringen.

Die vielseitig verwendbaren *Wacholderbeeren* wachsen allerdings bei weitem nicht überall, man kann sie nur auf einigen meist schon älteren, verholzten Sträuchern finden. Neben den Büschen gibt es vereinzelt auch richtige Wacholderbäume, die 3 Meter hoch werden können. Auf einem Strauch sind gleichzeitig grüne und schon reife, dunkelblaue Beeren zu finden. Wer sie pflücken will, muss sie sich aber erst verdienen, denn die Nadeln sind ungemein dicht und stechen auch durch die Kleider durch. Insofern ist es eigentlich sogar passend, dass sie bitter-süß schmecken. Sie sind ein beliebtes Gewürz für verschiedene Speisen. Beim Einpökeln von Fleisch, Schinken oder Speck dürfen Wacholderbeeren genausowenig fehlen wie bei Sauerkraut. Für medizinische Zwecke wird diese Pflanze ebenfalls genutzt, und ein Wacholderschnäpschen kann durchaus stärkend und belebend wirken.

Vogelbeerbaum (Eberesche)

Vogelbeerbäume wachsen wie der Wacholder zwar öfters auch auf Weideflächen, sie bevorzugen aber einen anderen Standort und gedeihen nicht auf hochgelegenen Almen. Sie sind das ganze Jahr über so unscheinbar, dass man sie gar nicht besonders wahrnimmt, auch nicht während der Blüte. Wenn aber die Beeren reif werden, fallen sie ins Auge. Von weitem schon leuchten dann die roten Beerentrauben zwischen den grünen Blättern hervor und man kann sie gar nicht übersehen.

Einige Sorten wachsen recht schnell, deshalb werden sie öfters entlang von

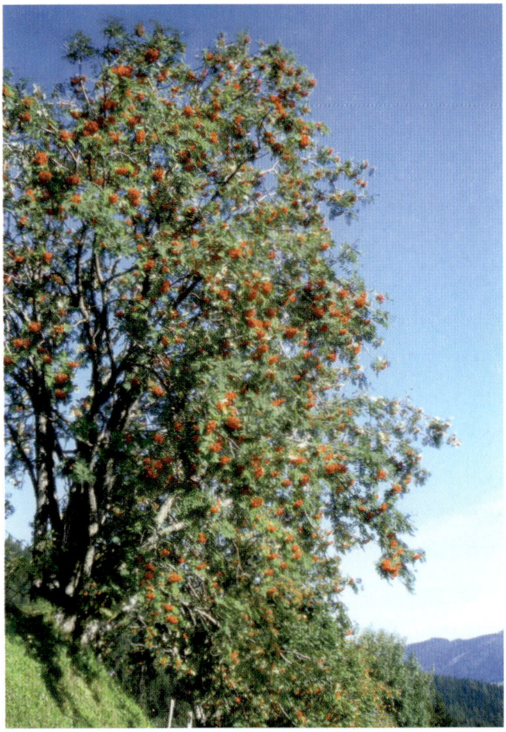

Straßen, auf Parkplätzen und an Orten gepflanzt, wo sie möglichst schnell Schatten spenden sollen. Vor allem aber gibt es Ebereschen an alten Feld- oder Grundgrenzen, entlang von Zäunen und alten Wegen und eben auch verstreut auf Weideflächen.

Der Vogelbeerbaum ist hochgeschätzt, denn aus den Beeren kann der beste und gesündeste Schnaps gebrannt werden, den es überhaupt gibt, er gilt als wirkliche Medizin. Da die Ausbeute äußerst gering ist, ist er aber sehr teuer. Für einen echten „Vogei“ muss man bei einem seriösen Bauern schon an die 80 Euro hinlegen. Leider verleitet dieser Umstand dazu, dass nicht selten gepanscht wird, zumal es in manchen Jahren kaum oder überhaupt keine Vogelbeeren gibt. Die Vögel sind nämlich eine starke Konkurrenz, wodurch die Ernte für den Menschen dann ganz ausfällt.

Vogelbeeren werden je nach Lage etwa ab Mitte bis Ende August reif. Die roten Beeren sind ein Zeichen dafür, dass der Sommer seinen Höhepunkt erreicht hat.

Linde

Die Linde muss wohl auf viele Leute einen ganz besonderen Reiz ausüben, wie sonst wäre es zu erklären, dass sie mehr als irgendein anderer Baum besungen wird. Sogar der große Liederkomponist Franz Schubert hat ihr mit dem Lied „Am Brunnen vor dem Tore“ ein Denkmal gesetzt. Dieses Lied ist eines der bekanntesten Volkslieder im deutschen Sprachraum geworden. Noch heute, fast 200 Jahre später, findet es sich im Repertoire jedes guten Chores und jedes Liedersängers und ist auch in jedem Liederbuch zu finden.

Am Brunnen vor dem Tore, da steht ein Lindenbaum,
ich träumt in seinem Schatten, so manchen süßen Traum.
Ich schnitt in seine Rinde, so manches liebe Wort,
es zog in Freud' und Leiden, zu ihm mich immerfort.

Dieses Lied von Franz Schubert ist zum Volkslied *geworden*, es gibt aber auch zahlreiche Lieder über die Linde, die direkt aus dem Volk *kommen*. Eines der schönsten, das aber nicht ganz leicht zu singen ist, ist wohl folgendes (die gesetzten Satzzeichen entsprechen der Singweise):

Bei der Lindn, bin i gsessn, bei der Lindn, sitz i gern,
weil da kann ma, wenns schen windstill is, das Herz klopfn hörn.

Von der Seitn, von der Weitn, kimmt a kloans Büabal her,
hat das Hüatl, auf da Seitn, und schaut kloan verzwickt her.

Und jetzt woaß i net, wias gscheiter wär, soll i bleibn, soll i gehn,
denn das Büabl is so liab und die Welt is so schen.

Diese beiden Lieder sind nur Beispiele für viele andere, die es über die Linde gibt. Kein Wunder, denn Linden findet man in den Parks der Städte genauso wie auf Dorfplätzen, sie bilden prächtige Schlossalleen und beschatten ruhige Wege durch Wiesen und Felder. Hundertjährige Linden sind keine Seltenheit, viele sind weitaus älter. Tatsächlich hat oft jemand, wie im Lied besungen, „ein liebes Wort" in die Rinde einer Linde geschnitten, schließlich sind Generationen von Liebenspaaren auf einer Bank unter einem dieser mächtigen Bäume gesessen.

Linden sind jedoch nicht nur auf Plätzen, in Parks, Alleen oder auf Feldern zu finden, es gibt sie auch in Wäldern, vorwiegend an Waldrändern. Blütezeit ist etwa ab Ende Juni bis gegen Ende Juli, je nach Lage und den verschiedenen Sorten. Eine blühende Linde verströmt einen herrlichen Duft. Man kann sie schon von Weitem riechen.

Getrocknete Lindenblüten ergeben einen aromatischen Tee, der an kalten Tagen gut erwärmt und hilfreich bei Erkältungen und Fieber ist.

Das Lindenholz ist weich und eignet sich daher gut zum Schnitzen. Schnitzer und Holzbildhauer wissen das zu schätzen.

Bei uns daheim gab es zwei große Lindenbäume, von denen haben wir jedes Jahr ganze Körbe voll Blüten gesammelt. Wir haben im Winter fast nur Lindenblütentee getrunken. Gekaufter Tee (Schwarzer Tee) war sehr teuer, den gab es eigentlich nur zu besonderen Anlässen oder, wenn jemand zu Besuch kam.

Beim Pflücken von Lindenblüten muss man allerdings gut aufpassen, denn diese ziehen Unmengen von Bienen an. Trotzdem war es für mich als Kind immer ein ganz besonderes Erlebnis, oben auf einer blühenden Linde zu sitzen, mitten in dem herrlichen Duft, rundum das Summen von Bienen. Da musste ich gelegentlich daran erinnert werden, dass ich nicht nur schauen und staunen, sondern auch pflücken sollte.

Obwohl Linden sehr alt werden können, gilt auch für sie der Lauf der Natur. Irgendwann werden sie morsch, tragen nur mehr wenig Blätter, werden innen hohl oder sterben sonstwie ab. Solche Bäume müssen aus Sicherheitsgründen gefällt werden, besonders wenn sie in einem Park, einer Allee oder sonst an einer Stelle stehen, wo regelmäßig Menschen unterwegs sind oder Häuser stehen. Sonst werden sie vom Sturm umgerissen und können schweren Schaden anrichten.

Manche Leute wollen das aber nicht wahrhaben. Sie organisieren alle möglichen Protestaktionen, um solche Bäume zu „retten“. In manchen Fällen erreichen sie ihr Ziel und alte Bäume werden unter großem finanziellem Aufwand mit technischen Hilfsmitteln, wie Stahlseilen oder irgendwelchen Konstruktionen, gestützt und von sogenannten „Baumdoktoren“ behandelt und saniert. Doch alle Maßnahmen, so teuer und aufwendig sie auch sein mögen, können letztlich einen alten Baum nicht mehr jung machen. Früher oder später wird er doch endgültig absterben.

Wenn so eine Linde an einem besonderen Platz steht, an dem man oft vorbeikommt oder sich gerne aufhält – wie etwa vor dem Schulhaus, auf einem Platz im Heimatort oder auf einem Weg, den man gerne mag – dann ist man natürlich traurig, wenn sie gefällt werden muss. Es ist fast so, als ob man einen guten Freund verliert. Auch wenn wieder eine junge Linde dort gepflanzt wird, so kann sie vorerst nur ein schlechter Ersatz für „unseren“ Baum sein, der uns vielleicht irgendwie durchs Leben begleitet hat. Man kann aber den neuen

Baum aufmerksam beobachten und sich darüber freuen, wie er heranwächst, wie er kräftig wird und jedes Jahr mehr Schatten gibt. Man kann ihn gewissermaßen durch seine Jugend begleiten, bis er dann seinerseits wiederum Generationen durchs Leben begleiten wird.

So einen Baum zu beobachten lehrt uns, die Natur besser zu verstehen. Es lehrt uns Geduld, lehrt uns zu akzeptieren, dass es überall in der Welt neben Wachsen und Werden eben auch Verfall und Sterben gibt.

Salbei

Zwar viel kleinere, aber in ihrem Wert den großen um nichts nachstehende „gute Geister" bietet die Natur um diese Zeit in Garten und Feld. Der Salbei ist ein besonders guter Geist bei allen Entzündungen. Ein Tee aus getrockneten Salbeiblättern zum Trinken und Gurgeln bringt Erleichterung bei Entzündungen im Mund und Rachenbereich oder Angina. Im Notfall kann bei Entzündungen etwa am Zahnfleisch auch ein Salbeiblatt im Reisegepäck hilfreich sein. Das Blatt leicht kauen und einige Zeit an der entzündeten Stelle lassen, bringt manchmal schon Erleichterung.

Angeblich soll Salbeitee auch bei Hitzewallungen in den Wechseljahren helfen.

Salbeiblätter kann man auch wie Holunderblüten mit Teig herausbacken.

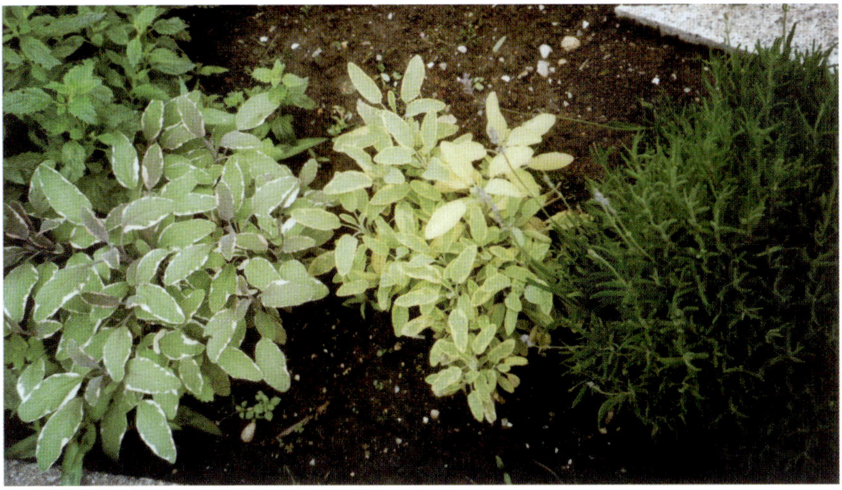

Kamille

Die Kamille wächst zum Teil ebenfalls in Gärten, man findet sie aber in wilden Formen auch einfach draußen in der Natur, vielfach sehr reichlich in Getreidefeldern. Sie wächst auch auf hartem, trockenem Boden. Oft sieht man Kamille auf Erdhaufen oder sogar auf harter Erde wie etwa an Rändern von unbefestigten Wegen oder Parkplätzen. Gelegentlich kommt sie sogar zwischen Rasensteinen hervor. Zu erkennen ist die Kamille an ihrem milden, unverwechselbaren Geruch, der aber erst voll zum Tragen kommt, wenn man ein Blütenköpfchen abbricht.

Kamillentee ist ein altbewährtes Mittel bei Magenbeschwerden, wegen seiner Milde kann er auch Kleinkindern verabreicht werden. Zudem eignet er sich gut für die Reinigung entzündeter Stellen und fördert die Heilung.

Ringelblume

Die Blütensterne der Ringelblume mit ihrer kräftigen orangen oder gelben Farbe bereichern nicht nur jeden Garten, sie haben auch heilsame Wirkung. Ringelblumensalbe hilft bei stark beanspruchter, rauer Haut und auch bei bestimmten Venenerkrankungen sowie bei Hämorrhoiden.

Ringelblumen verbessern die Erde im Garten, man sollte sie also zumindest zum Teil ruhig absamen lassen oder die Samen einsammeln, trocknen und im Herbst oder Frühjahr wieder aussäen. Wo sie zu viel werden, kann man sie ja dann einfach wieder ausreißen, sobald Platz für Gemüse oder andere Blumen gebraucht wird. Die Samen sehen aus wie etwas eingerollte kleine, dünne Würmer, sie lassen sich aber gut trocknen.

Lavendel und „Federnstock" (Rosmarin)

Lavendel und Rosmarin sind ursprünglich mediterrane Gewächse und besonders in ihrer Stammheimat beliebte und unentbehrliche Küchenkräuter. Dort werden sie auch in entsprechendem Maße kultiviert und angebaut. Die blühenden Lavendelfelder in der französischen Provence etwa sind ein Anziehungspunkt für Touristen aus dem In- und Ausland. Vor allem durch den Tourismus und durch Reisen in diese Länder haben die mediterrane Küche und ihre entsprechenden Kräuter auch bei uns Einzug gehalten.

Obwohl Lavendel und Rosmarin in den Gebirgsgegenden nicht gedeihen und vor allem den Winter im Freien nicht überstehen, wurde bei den Bauern immer schon gerne ein Stock auf dem Balkon oder vor dem Haus gezogen. Die Bäuerin war stolz auf einen schönen „Federnstock", hat ihn ganz besonders behütet und auch ein „Pfetzerl" (Ableger) an andere Frauen abgegeben. Das ist durchaus auch heute noch so üblich. Überwintert werden die Stöcke im Haus.

Beliebt sind diese Pflanzen vor allem wegen ihres Geruchs. Getrocknete Zweige können im Winter einen Hauch von einem schönen Sommertag vermitteln. Ein Säckchen mit Lavendel im Schrank bringt angenehmen Duft in Kleider und Wäsche und hält angeblich die Motten fern.

Die ätherischen Öle in diesen Pflanzen sind Grundlage für ihre Verwendung bei der Herstellung verschiedenster Produkte, vor allem für die Körperpflege als auch für Wasch- und Reinigungsmittel.

Johanniskraut

Das Johanniskraut wurde früher öfters als „Sonnwendkraut" bezeichnet, weil es um die Zeit der Sommersonnenwende blüht. Es hat seinen Namen von Johannes dem Täufer, dessen Namenstag am 24. Juni ist. Diesen Namen nannte man auch den „Sonnwend-Hansl", im Gegensatz zum „Weihnachts-Hansl" (Johannes Evangelist am 27. Dezember). Wenn jemand Johannes hieß, wurde öfters gefragt oder darüber geredet, welcher „Hansl" er denn ist. Kannte man die Familienverhältnisse, dann ließ sich daraus schlussfolgern, denn Johannes gab es fast in jeder Familie und die Namen wurden meistens nach Taufpaten, Vater oder anderen nahen Verwandten gegeben. Da hieß es dann: der ist ein Sonnwend-Hansl, also muss der Göd (Pate) auch ein Sonnwend-Hansl sein. Der Geburtstag spielte dabei eine geringere Rolle. Mein Bruder z. B. war Ende November geboren, er wäre demnach also ein Weihnachts-Hansl gewesen, er wurde aber ein Sonnwend-Hansl, weil auch unser Taufpate (nach dem er seinen Namen hatte) ein solcher war.

Johann und Josef waren in meiner Kindheit die weitaus häufigsten Namen. Wir haben uns auf dem Schulweg gelegentlich die Zeit damit vertrieben, dass wir alle Leute mit bestimmten Namen zusammengezählt haben, die wir kannten oder von denen wir zumindest wussten. Obwohl unser Bekanntenkreis nur klein war, brachten wir bei Hans und Sepp (Johannes und Joseph) weitaus am meisten zusammen, denn außer unter den Verwandten gab es auch Lehrer, Förster, Krämer, Jäger, Wirte, Briefträger, Schuster, Rauchfangkehrer, Viehhändler und viele andere mit diesem Namen. Bei den Frauen brachten wir am meisten mit den Namen Anna und Maria zusammen, aber lange nicht mit soviel Abstand.

Eigentlich hat man früher den „Johannis-Tag" als Sommersonnenwende betrachtet, auch Sonnwendfeuer wurden an diesem Tag abgebrannt. Das Johanniskraut hat jedenfalls seinen Namen zurecht, denn es blüht gerade um diese Zeit.

Präparate aus dieser Pflanze wirken stärkend und beruhigend für die Nerven. Von unserem vor kurzem pensionierten Hausarzt kommt der Tipp, bei Problemen mit den Ohren einen Tropfen Johannisöl zu verwenden. Bei Erkrankungen ist jedoch ein Arztbesuch unbedingt notwendig. Auch bei Verbrennungen ist dieses Öl hilfreich. Ein Mann, der über Jahrzehnte hinweg erst als Koch und dann als Wirt in der Küche stand, erzählte mir, er habe immer ein Gläschen Johannisöl in seiner Küche stehen gehabt. Bei Verbrennungen habe er die Wunde immer sofort mit klarem Wasser gekühlt und dann Johannisöl aufgetragen. Für Johannisöl werden die Blüten des Johanniskrauts in ganz normalem Pflanzenöl (am besten Sonnenblumenöl) angesetzt und in die Sonne gestellt. Das Öl holt sich die Stoffe aus den Blüten und wird leicht rotbraun. Dann abseihen und nur sparsam verwenden.

Sonnwendkäfer (Glühwürmchen)

Zu Sonnwend gehören auch die Sonnwendkäfer. Wenn es an den langen Juniabenden dunkel wird, kann man sie im Garten und vor allem draußen in den Wiesen als kleine Lichtpunkte aufblitzen, verschwinden und wieder aufblitzen sehen. Wenn man eine richtige Stelle erwischt, können es ganz viele sein. Meine Brüder haben einmal einen solchen Käfer eingefangen, sie wollten sehen, wieso er leuchtet; aber bei Licht sind es nur ganz unscheinbare, graue Käfer.

Die Sommersonnenwende ist eine Zeit, bei der in der Natur alles in voller Kraft steht. Nun aber beginnt überall die Ernte und die Natur verändert sich entsprechend.

Früher waren die Menschen viel stärker mit dem Lauf der Natur verbunden und so hat sich allerlei Brauchtum und Tradition um diese Zeit entwickelt. Unter anderem wurden immer schon Feuer abgebrannt, wobei junge Leute auch ihre Kräfte und ihre Geschicklichkeit gemessen haben. Während der Zeit des Nationalsozialismus wurde das leider für politische Zwecke einvernahmt und ist dadurch – wie vieles andere auch – in Verruf geraten. Viele Lieder und Bräuche sind allerdings schon lange vor dieser Zeit gepflegt worden und es ist eigentlich schade, dass immer noch kein „normaler" Umgang damit gefunden wurde.

Auf den Bergen werden hier in der Gegend nach wie vor Sonnwendfeuer abgebrannt. Nachdem Bergsteigen und Klettern in den letzten Jahren einen starken Boom erlebt, sind es sogar wieder mehr als früher. Die Vorbereitung erfordert viel Mühe, denn das Brennmaterial muss meist stundenlang hinauftransportiert werden. Eine Zeit lang wurden dafür Autoreifen verwendet, weil sie länger brennen als Holz. Inzwischen nimmt man meist Blechgefäße mit Diesel. Die kann man relativ leicht an Stellen platzieren, wo das Feuer vom Tal aus gut sichtbar ist. Daneben gibt es aber auch ein Holzfeuer, an dem die Bergsteiger sitzen.

Jedes Jahr herrscht wieder das große Zittern, ob das Wetter wohl mitspielt. Die Feuer werden jeweils am Samstag unmittelbar vor oder nach dem 21. Juni abgebrannt. Wenn es dann gerade Regen oder Nebel gibt, ist alles umsonst. Auch ein Gewitter kann alles verderben und ist zudem in den Bergen höchst gefährlich.

An einen schönen Sommerabend aber ist es ein wunderschönes Bild, wenn bei Einbruch der Dunkelheit nach und nach auf den großen und kleineren Gipfeln die Feuer entzündet werden. Für die Bergsteiger werden dann alle Mühen belohnt. Wenn irgend möglich, bleiben sie bis zum Morgen auf den Gipfeln, feiern miteinander und erleben gemeinsam den Sonnenaufgang und den neuen Tag.

Zur Sonnenwende beginnt erst der wirkliche Bergsommer, denn bis dahin gibt es in der Höhe vielerorts noch Schnee und Wege und Steige sind noch nicht begehbar.

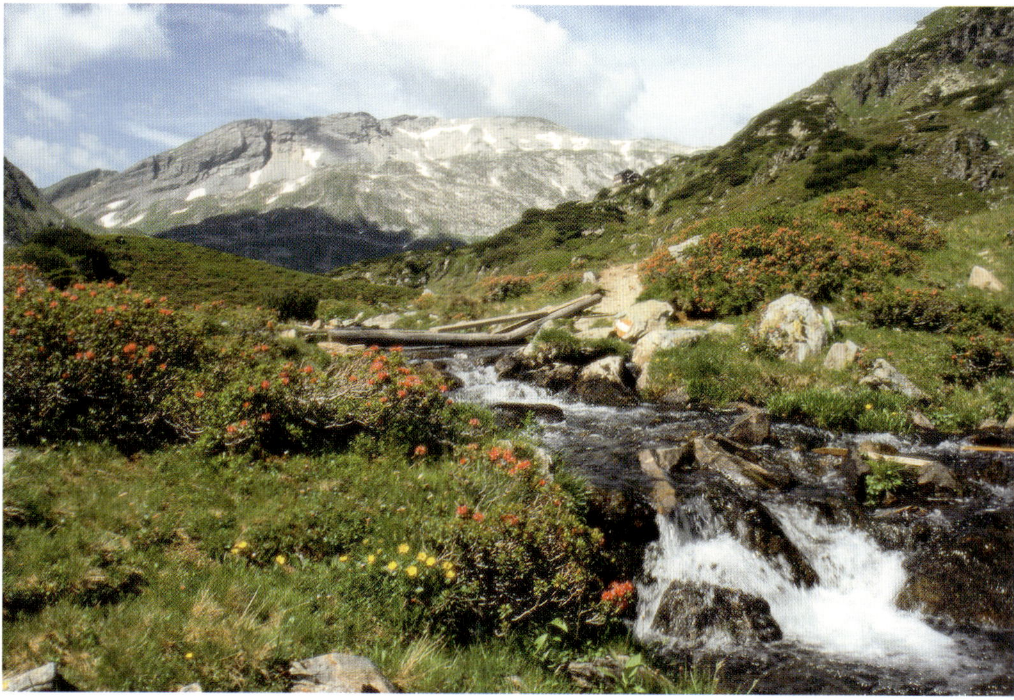

Almsommer

Wer im Frühsommer eine Bergwanderung macht, kann gleich mehrere Jahreszeiten auf einmal erleben. Im Tal ist es schon heiß, die Wiesen sind zum Großteil schon gemäht, der Wald ist dicht und dunkel. In höheren Lagen sind die Bäume noch frisch grün, die Wiesen beginnen in bunten Farben zu blühen. Weiter oben kommen gerade die Blüten der Almrosen heraus, und wenn man höher steigt, kann man ganze Matten voller Enzian finden. In den Höhen ist jedoch überhaupt noch alles braun, in den Mulden liegt noch Schnee und man kann dort Blumen finden, die sonst zu den allerersten Frühlingsboten gehören. Krokusse etwa, oder Soldanellen, die ihre hellblauen gefransten Glöckchen nicht selten direkt durch den Schnee hindurchschieben, obwohl sie nur zarte, dünne Stängel haben.

Oft ist uns gar nicht richtig bewusst, welch große Vielfalt es bei uns durch die wechselnden Jahreszeiten gibt. Menschen, die über längere Zeit in einem sehr heißen, trockenen Land gelebt haben, wissen das aber zu schätzen. Sie können sich schon allein über die vielen Facetten von Grün im Frühling total begeistern.

Auf den Almen ist der Sommer sehr kurz, es bleibt wenig Zeit zum Wachsen und Reifen. Deshalb muss sich die Natur beeilen und bringt daher in kürzester Zeit ganz vieles auf einmal hervor.

Achtung: Die meisten Bergblumen stehen unter strengem Naturschutz! Soweit sie als Heilkräuter Verwendung finden, werden sie in Kräutergärten gezüchtet.

Enzian, Almrausch und „Hüaternockerl“ (Kohlröserl)

Der Enzian ist in seinen vielen Formen den ganzen Sommer über präsent. Schon mit dem allerersten Grün kommen die kleinen blauen „Schusternagerl“ (Frühlingsenzian) hervor, und auch wenn es teilweise noch Schneefelder gibt, kann man in manchen Gebieten ganze Matten voller Enziane finden. Diese

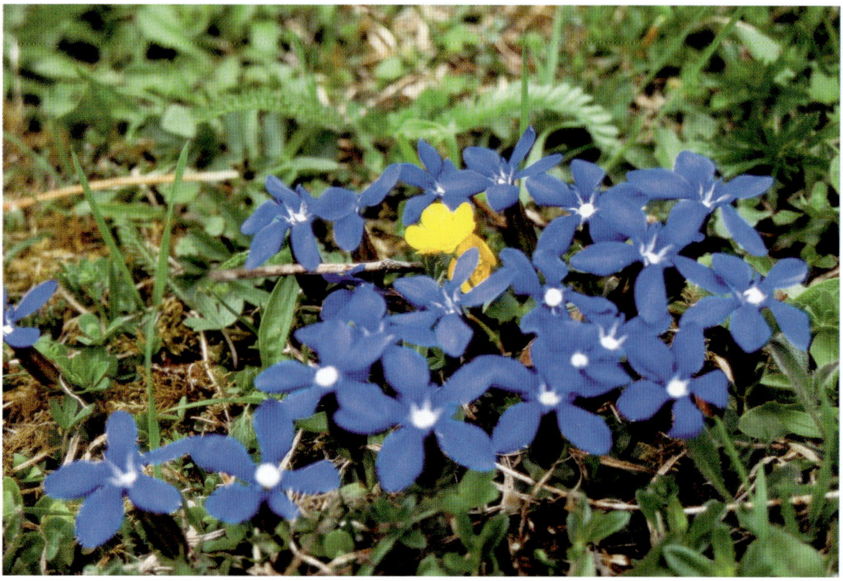

blauen Blütenkelche mit den kurzen Stängeln sind bedeutend größer als der Frühlingsenzian und besonders schön. Die Farbe kann je nach Lage variieren und geht von ziemlich hell bis in ein ganz sattes Blau. Öfters gibt es auch Albinos, die fast weiß sind.

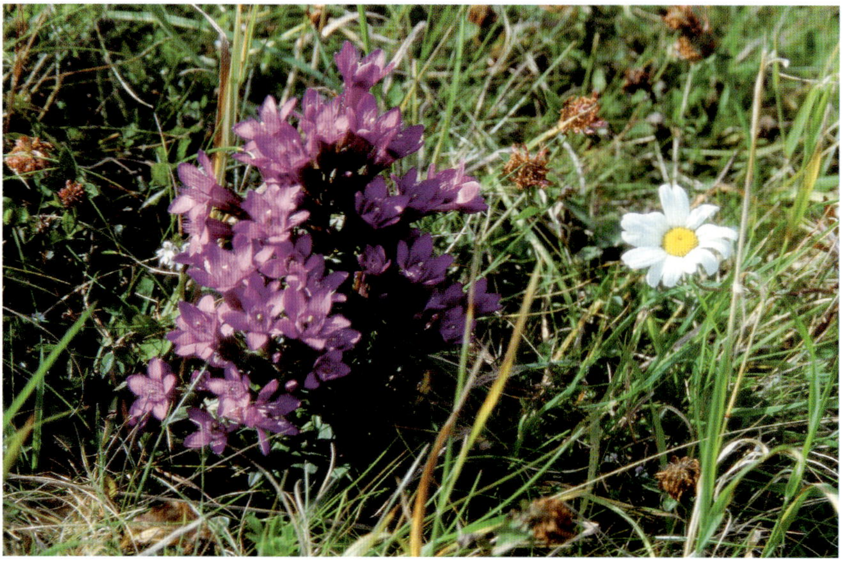

Später im Sommer gibt es dann verschiedene andere Arten, wie etwa den lila Enzian mit starkem Stängel und dichten Blüten oder den eher seltenen gelben Enzian, aus dessen Wurzeln der berühmte „Enzianschnaps“ gewonnen wird. Am Ende des Sommers kommt dann wieder eine andere Art, der Schwalbenschwanz-Enzian, von dem es in manchen Jahren viele große Büsche überall verstreut gibt. Die Stängel wachsen ähnlich wie Farn in Büscheln auseinander, mit vielen blauen Blütenkelchen in den Blattachseln. Da um diese Zeit der Boden meist schon wieder ziemlich braun ist, kommen sie besonders zur Geltung.

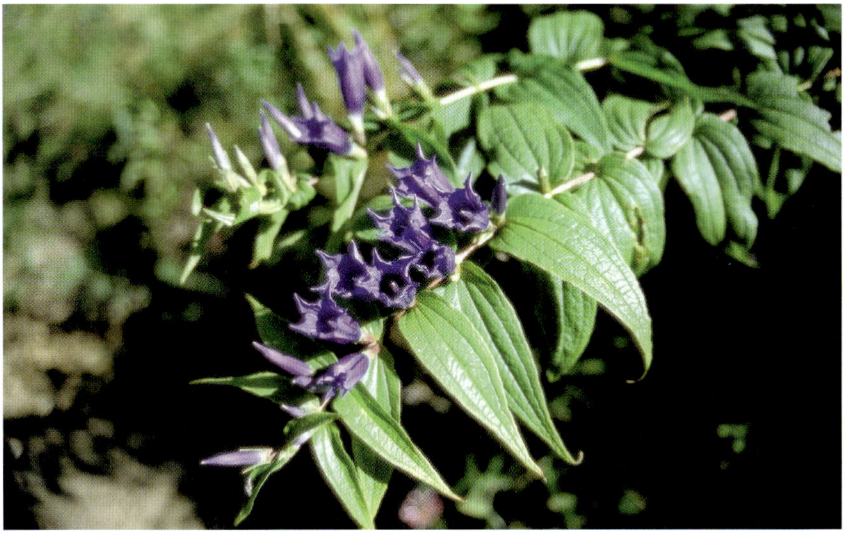

Die *Almrosen* blühen zu Beginn des Sommers. In manchen Almgebieten sind um diese Zeit ganze Hänge voller rot blühender Almrosen. Besonders reizvoll ist das in wasserreichen Gebieten, wenn zwischen den Almrosenmatten weiß schäumende Gebirgsbächlein hinunterfließen.

Von den Almrosen gibt es zwei Arten, die sich kaum voneinander unterscheiden. Die eine Art hat etwas kleinere Blüten und Blätter, die andere wird etwas höher und die Blätter sind unten braun. An einigen Stellen gibt es auch die ganz seltene weiße Almrose. Diese Blume bekommt sofort braune Stellen, sobald sie gepflückt wird, so als hätten die Blüten Rostflecken.

Die schönsten Blätter entwickeln die Almrosen im Herbst, da werden sie ganz dicht und dunkelgrün. Das hat ihnen wohl den Namen „Lederrausch“

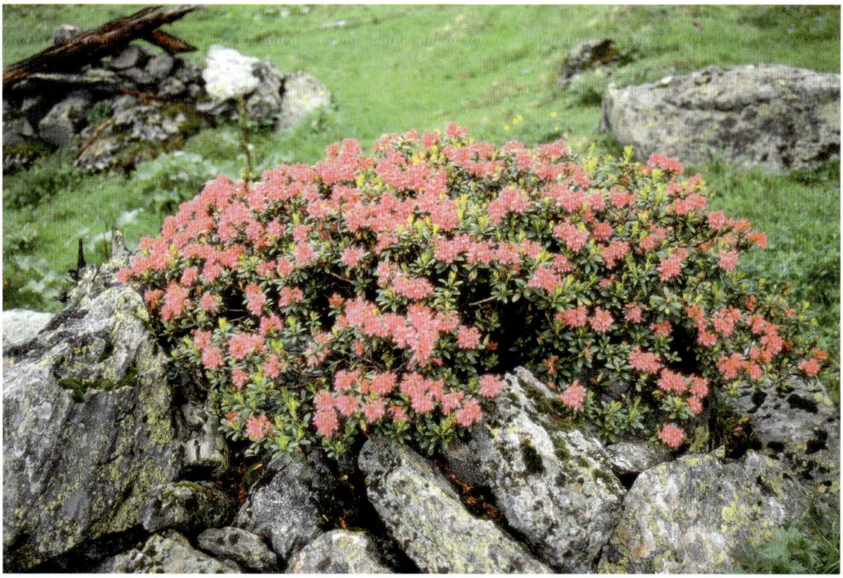

eingebracht. Weil dieser Lederrausch lange haltbar ist, wurde er früher neben den „Latschen" auch gerne für den Grabschmuck zu Allerheiligen verwendet. Zum Teil sieht man das in Gebirgstälern auch heute noch auf den Friedhöfen. Almrosen gibt es allerdings nicht nur in unseren Alpen. In meinem Adressbuch befindet sich eine getrocknete Almrose, die mir meine Tochter vor ca. 15 Jahren aus den rumänischen Bergen mitgebracht hat.

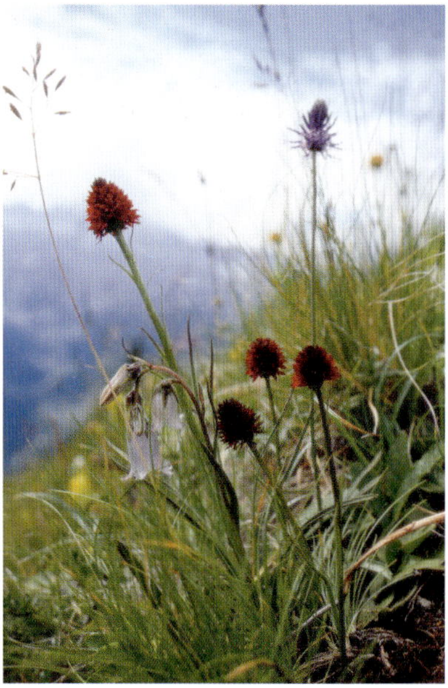

Enzian, Amrausch und *Hüaternockerl* könnte man als „Dreigestirn" der Almblumen bezeichnen, denn sie waren immer schon eine Art Symbol für die Alm. Almgeher brachten ein Sträußchen davon mit und die Männer hatten eine dieser Blumen auf dem Hut stecken, wenn sie „von der Höh" kamen. Das „Hüaternockerl" oder Kohlröserl wächst nur in bestimmten Gebieten, aber selbst da muss man schon danach Ausschau halten, wenn man diese kleinen, dunkelbraunen Blümchen mit den dünnen Stängeln zwischen den anderen Blumen und Gräsern finden will. Die volkstümliche Bezeichnung „Nockerl“ ist von der Form her sehr passend, denn einem (Kohl-) Röserl gleicht es nicht. Herausragend ist der Duft. Das Kohlröserl riecht ganz stark, ähnlich wie Kakao.

Neben dem „Hüaternockerl“ gibt es auch das „Senndirnnockerl“. Dieses ist fast weiß oder rosa, die Blüte besteht aus mehreren kleinen, zusammengewachsenen „Nockerln“. Das Senndirnnockerl kommt viel häufiger vor, man findet es auf Weiden oder sonstigen kargen Böden auch in höheren Tallagen.

Edelweiß

Das Edelweiß steht über allen anderen Alpenblumen, es hat im Volksbrauch eine nahezu mystische Bedeutung. Da es nur im Gebirge wächst, ist es nur mit Anstrengung zu finden. Früher war es für viele Männer selbstverständlich, dass sie im Sommer einmal zum Edelweißpflücken ins „Birg“ (Gebirge) gingen. Auch mein Vater hat das getan.

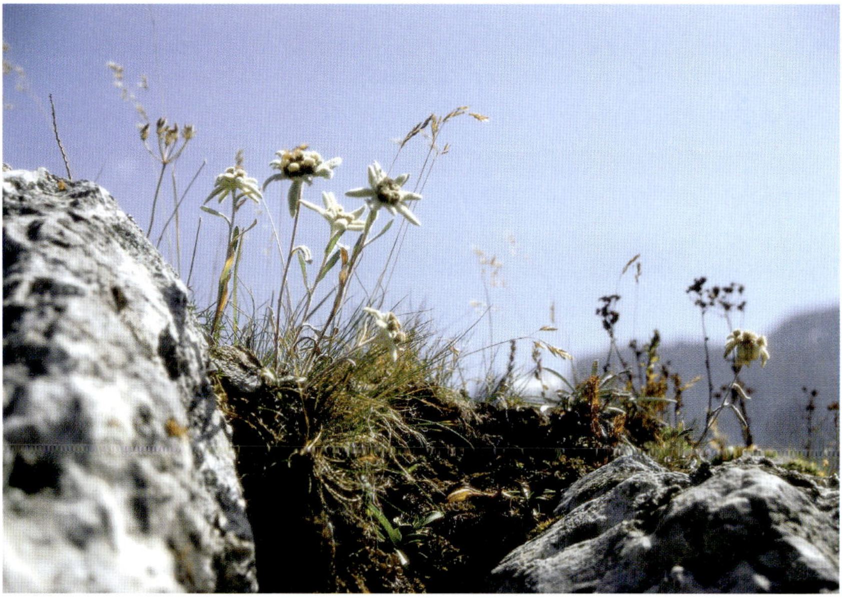

Aber Edelweiß ist nicht gleich Edelweiß. Kenner unterscheiden den „Schafedelweiß“ deutlich vom „wirklichen“. Das Schafedelweiß ist bedeutend leichter zu finden, es wächst oft relativ zahlreich auf Grasflächen im Gebirge. Es ist kleiner und auch nicht so schön weiß. Inzwischen werden Edelweiß längst gezüchtet, man kann Samen überall kaufen, aber diese Blüten sind von Farbe und Form her nicht so schön wie die „echten“. Das wirkliche Gebirgsedelweiß wächst nur an schwer zugänglichen Stellen inmitten der Felsen. Es ist reinweiß, weich, pelzig und gleichmäßig.

Schon sehr oft hat jemand sein Leben aufs Spiel gesetzt, um einen besonders schönen Stern aus den Felsen zu holen, und nicht selten ist dabei auch jemand tödlich abgestürzt. Es zeugte daher von Mut, wenn ein Mann ein schönes Edelweiß auf seinem Hut stecken hatte. Besonders unter den jungen Burschen war es so etwas wie ein Wettbewerb, wer das schönste Edelweiß hatte. In meiner Jugend haben auch Frauen gerne Edelweiß getragen. Ein Glasmedaillon mit einem schönen Edelweiß an einem schwarzen Samtband um den Hals getragen, war ein begehrter Aufputz für jedes Dirndlkleid.

Die Sterne wurden dafür sorgfältig getrocknet, damit sie nichts von ihrer Schönheit verlieren. Mein Vater hat jeden Stern einzeln mit dem Stängel durch zusammengelegtes Zeitungspapier gesteckt, mit Zeitungspapier bedeckt und dann das Ganze zum Trocknen aufgehängt. So getrocknete Edelweiß halten sich fast unbegrenzt. Ich besitze sogar noch zwei von meinem Vater, der 1975 gestorben ist. Die Sterne waren damals schon einige Jahre alt.

Die Burschen haben nicht nur für sich selbst die schönsten Edelweiß aus den Felsen geholt, sondern auch als begehrtes Geschenk für ihre Liebste oder ein Mädchen, das sie gern erobern wollten. Ein solches Geschenk galt als Beweis von Mut und der Bereitschaft, sogar sein Leben für das Mädchen zu wagen. Dabei kam es öfters zu einem Drama, vor allem, wenn zwei Burschen um die Gunst ein und desselben Mädchens bemüht waren und jeder mehr Risiko als der andere eingehen wollte. Daran waren die Mädchen oft mit Schuld. So manche stachelte einen Burschen erst recht an oder forderte sogar einen Wettstreit zwischen zwei Burschen heraus. Wie so etwas ausgehen konnte, fand natürlich – wie andere Ereignisse auch – Eingang in altes Liedgut. Außerdem boten solche Geschichten später reichlich Stoff für die ersten Heimatfilme.

Ein Beispiel dafür ist folgende traurige Ballade:

Das schönste Bleamal auf der Welt, das is das Edelweiß,
es blüaht versteckt am höchsten Grad, ganz zwischen Schnee und Eis.
Es blüaht versteckt am höchsten Grad, ganz zwischen Schnee und Eis.

Das Diandl sagt zum Halterbuam, a so a Bleamal möcht i gern,
geh, bring mir so a Bleamal her, von solchen weißen Stern.
Geh bring mir so …

Der Bua, der geht das Bleamal holn, im selben Augenblick,
die Nacht vergeht, der Morgen graut, der Bua kehrt nicht zurück.
Die Nacht vergeht, der …

Er liegt verlassen ganz alloan, in steiler Felsenwand,
das Edelweiß, von Bluat ganz rot, hält fest er in der Hand.
Das Edelweiß, von Bluat …

Das Glöckelein, das läut im Tal, zum letzten Abendgruaß,
das Diandal kniat, ganz still am Grab, beweint ihr'n liabsten Schatz.
Das Diandal kniat, ganz still …

Von den vielen Blumen, Kräutern und anderen Pflanzen, die es auf unseren heimischen Almen gibt, seien hier nur einige wenige erwähnt. Sie finden aus unterschiedlichen Gründen Beachtung.

Arnika

Die Arnika gehört zu den altbekannten Heilpflanzen. Da es auch andere gelbe Blumen gibt, die ihr relativ ähnlich sind, ist sie nicht ganz einfach zu identifizieren. Dazu finden sich in vielen Arnikablüten kleine Käfer, die nicht gleich zu erkennen sind. Diese Käfer sind giftig und ihr Gift kann bei der Anwendung einer mit Arnika hergestellten Tinktur über die Haut in den Körper gelangen und so das Gegenteil von dem bewirken, was damit beabsichtigt wird. Die heilende Wirkung von Arnika aber ist unbestritten.

„Arnika-Schnaps" ist in der Landbevölkerung auch heute noch ein geschätztes Hausmittel, besonders bei älteren Leuten. Dafür werden Arnikablüten im ganz normalen Obstschnaps angesetzt. Wie beim Johannisöl nimmt der Schnaps die Farbe an und wird braun. Damit können Wunden gereinigt und desinfiziert werden, er fördert auch die Heilung. Wer das als Kind vielleicht noch erlebt hat, weiß allerdings, wie höllisch dieses Desinfektionsmittel brennt und wird wohl eher andere Mittel aus der heutigen Medizin bevorzugen. Ältere Menschen allerdings schwören auf Arnika-Schnaps zum Einreiben bei verschiedensten Leiden wie Venenbeschwerden, Gelenksschmerzen und Abnützungserscheinungen, auch bei Hämorrhoiden soll er helfen.

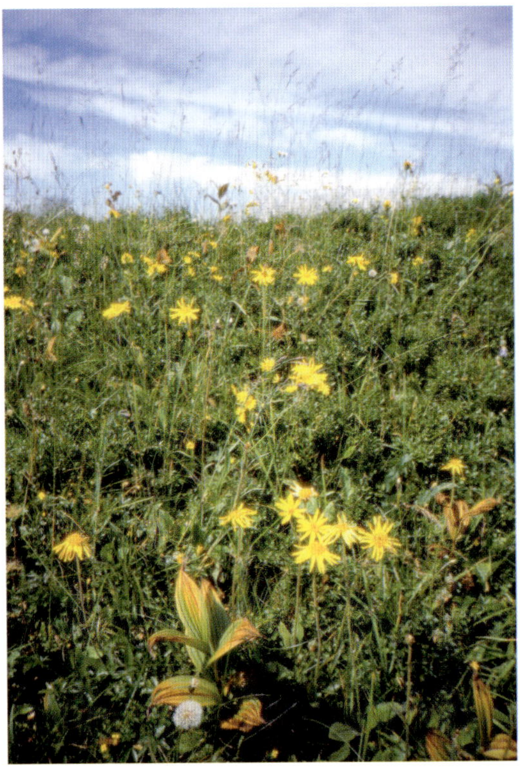

Heute werden in Apotheken und Drogerien verschiedene Präparate mit Arnika angeboten, wie z. B. Arnikasalbe, die unter anderem bei starker Belastung durch schwere körperliche Arbeit oder Sport wohltuend wirkt.

Ob diese Pflanzen und Blumen nun Heilwirkung haben oder nicht, eines haben sie gemeinsam: sie stehen fast alle unter strengem *Naturschutz*.

Wermut

Der Wermut kommt erst etwas später im Sommer. Seine silbriggrünen Blätter wachsen auf hartem, steinigem Boden oder auch direkt zwischen den Felsen, sie sind aber nur in bestimmten Gebieten zu finden. Wermut schmeckt bitter. Tee aus getrockneten Wermutblättern wirkt blutreinigend, ist aber ebenfalls recht bitter.

In den orientalischen Ländern war der Wermut offenbar schon vor mehreren tausend Jahren bekannt, denn er wird in der Bibel bereits in den Büchern Moses erwähnt, später bei den Propheten und auch in der Offenbarung. Da er dort immer in Verbindung mit Bitternis und Gift erwähnt wird, gibt es vermutlich auch eine giftige Art davon, oder er wirkt in größeren Mengen giftig und verdirbt das Wasser.

Ähnliche Standorte wie der Wermut bevorzugt auch das *Bärenkraut.* Es ist ein ganz einfaches, feines, dunkelgrünes Kraut, das früher auch immer gerne von Almgängern mitgebracht wurde. Wegen seiner guten Haltbarkeit eignet es sich wie der „Lederrausch“ gut für spätherbstlichen Schmuck.

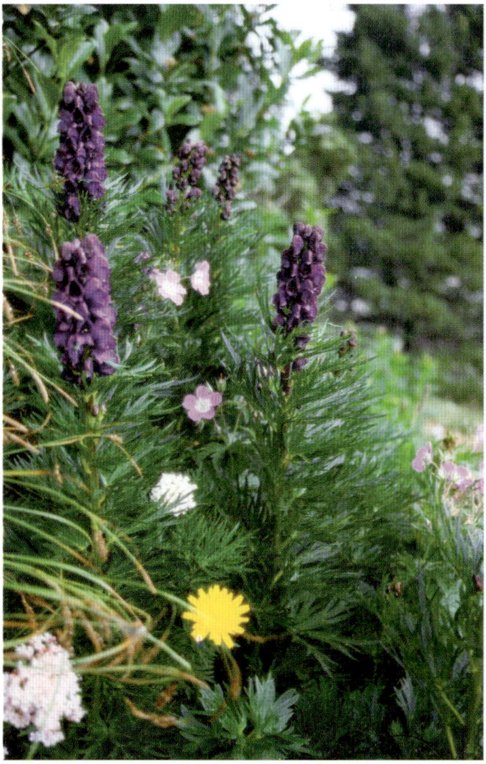

Eisenhut

Beim Eisenhut wird oft unterschätzt, wie stark sein Gift ist. Die geraden, einzeln stehenden Stängel sind mit vielen dunkelblauen Blüten besetzt – ähnlich wie Lupinien – und verleiten geradezu, sie näher zu betrachten. Dabei ist aber Vorsicht angebracht und man sollte sie besser nicht berühren. Ihr Gift ruft wahrscheinlich öfter Beschwerden hervor als wahrgenommen wird, weil diese Beschwerden eher als normale Magenverstimmungen gedeutet werden. So erzählt der Betreuer einer Berghütte von Fällen, in denen mehrmals Kinder, die einige Zeit dort verbracht hatten, aus unerklärlichen Gründen an Magenverstimmung und Fieber litten. Schließlich sei man draufgekommen, dass die Kinder gerne mit den schönen blauen Blumen gespielt haben, die dort in der Umgebung recht häufig waren, nämlich mit Eisenhut.

Silberdistel

Wenn auf den Almwiesen allmählich die Silberdisteln hervorkommen, dann ist es ein sicheres Zeichen dafür, dass die Almzeit ihrem Ende zugeht. Bald schon brausen die Herbststürme über die Almen hinweg, doch gerade im Herbst gibt es dort oft ganz besonders schöne und milde Tage mit klarer Luft und herrlicher Fernsicht. An einem schönen Spätherbsttag über Almwiesen zu wandern ist etwas für Menschen, die die Stille lieben …

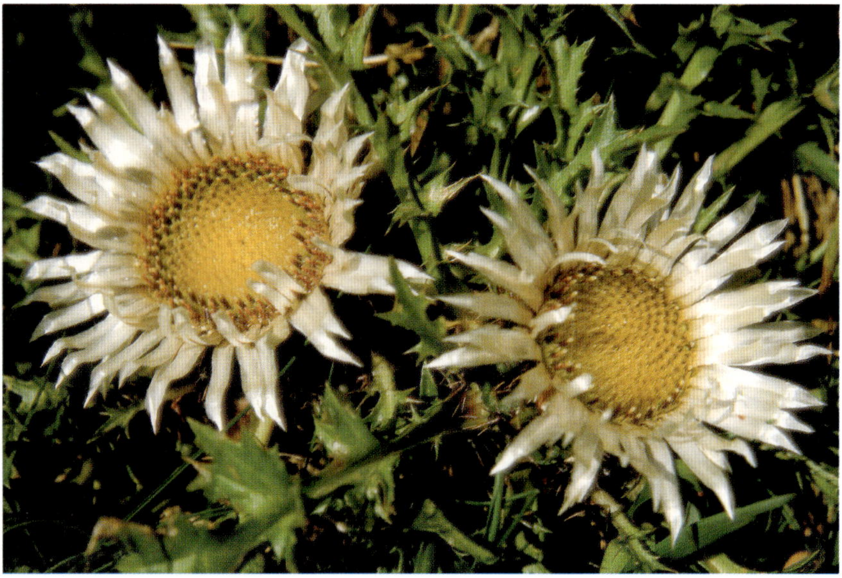

Veränderungen auf den Almen

Vielleicht war es der Respekt vor dieser Stille und Einsamkeit, aus der in alter Zeit Geschichten über Geister entstanden sind, die im Winter die Almen für sich beanspruchen. Demnach zieht z. B. das „Kasermandl“ in die Almhütten ein, kocht sich dort sein Holzknechtmus und bestraft jeden, der ihn in ungebührlicher Weise stört. So mancher kecke Jäger soll das zu spüren bekommen haben. Wenn ihm aber jemand mit Respekt begegnet ist, soll er sogar öfter sein Essen mit ihm geteilt, besonderes Jagdglück beschert oder in Not geholfen haben. Heutzutage hätten die Kasermandln in manchen Gebieten viel zu tun, wenn sie jeden bestrafen müssten, der die Winterruhe auf den Almen stört. Viele Almen sind Schigebiete, und auf den Hängen und bei den Hütten tummeln sich täglich Tausende von Menschen.

Auch im Sommer gibt es in vielen Gebieten unzählige Autos, und ganze Völkerwanderungen wälzen sich die Wege entlang. Man mag dazu stehen, wie man will. Man mag den Straßen distanziert gegenüberstehen, die vielen Autos und Touristen beklagen, die dadurch auf die Almen kommen, Tatsache ist, dass diese Gebiete heute ohne Straßen und ohne Touristen nicht mehr weiter bewirtschaftet werden könnten. Ja, dass ohne Tourismus auch so manches Dorf in entlegenen Gebirgstälern entvölkert wäre, weil die Menschen einfach keine Lebensgrundlage mehr finden würden.

Als Einheimischer bekommt man freilich oft einen ziemlichen Schreck, wenn man die heillos überfüllten Parkplätze und die Menschenmengen rundum sieht. Meist bewegen sich die Massen allerdings ohnehin auf einigen wenigen Trampelpfaden, die zu einem nahegelegenen Aussichtspunkt oder zu den Jausenstationen führen. Geht man nur eine halbe Stunde von dort weiter, ist oft kaum noch etwas vom Touristenstsrom zu bemerken, und man kann die Almlandschaft in Ruhe genießen.

Wer seit den 1960er Jahren mit Wehmut den Verfall der Almen verfolgt hat, darf sich in den letzten Jahren trotz allem über die Wiederbelebung freuen. Natürlich hat sich vieles verändert, weil sich die Voraussetzungen total geändert haben.

Ein entscheidender Faktor dabei sind die Kosten für Arbeitskräfte. Früher bekamen Dienstboten bei den Bauern zwar volle Verpflegung, je nach Abmachung vielleicht auch jedes Jahr ein paar Schuhe oder ein Kleidungsstück (wie etwa ein Hemd für Männer oder eine Schürze für Frauen); der Lohn allerdings war mehr als bescheiden. Geld war überhaupt Mangelware. Um sich die Wertverhältnisse ungefähr vorstellen zu können: In der Zeit vor dem Zweiten Weltkrieg entsprach der Monatslohn eines Dienstboten in etwa dem Preis von einem Paar Schuhen.

Heute verdient ein vergleichbarer Arbeiter (Mann oder Frau) netto etwa zwischen 1000 bis 1500 Euro, ein recht gutes Paar Schuhe bekommt man um 40 bis 50 Euro. Die Kosten für den Arbeitgeber sind durch Sozialabgaben, Steuern und Nebenkosten in etwa doppelt so hoch wie der Nettoverdienst des Arbeitnehmers.

Früher hieß es bei den Bauern: Das Rössl bezahlt den besten Knecht auf dem Hof. Bei etwas größeren Bauern gab es ein oder sogar mehrere Arbeitspferde, und wenn alles gut ging, auch jedes Jahr ein Fohlen davon. Dieses „Rössl" brachte beim Verkauf ungefähr so viel ein, wie der beste Knecht – der ja mit einem gute Facharbeiter zu vergleichen ist – im ganzen Jahr gekostet hat. Wenn es in einem Jahr bei der Zucht Probleme gab und das Fohlen ausfiel, war es meist schon sehr schwierig, diesen Knecht zu bezahlen. Im Vergleich dazu bringt ein Fohlen heute etwa um 700 Euro ein.

Sennerinnen

Bei den meisten Almbauern wurde die Sennerin das ganze Jahr beschäftigt. Im Sommer war sie auf der Alm, im Winter kümmerte sie sich auf dem Hof um das Vieh und in der übrigen Zeit erledigte sie verschiedene andere Arbeiten, wie z. B. Wäsche flicken oder Wolle spinnen … Manche Sennerin war geschickt in Handarbeiten und strickte im Winter Socken, Stutzen, Handschuhe oder sogar Jacken für die Hofbewohner. Sobald sich aber der Frühling ankündigte freute sich jede schon wieder auf die Alm und konnte es kaum erwarten, bis es soweit war.

Auf den Almen war das Leben für damalige Verhältnisse doch recht frei. Sennerinnen durften aber nicht furchtsam sein, sie mussten sich beim Vieh auskennen und in der Lage sein, sich selbst zu helfen und auch in schwierigen Situationen allein zurechtkommen. Zwar gab es auf den Almen mehrere Hütten und die Sennerinnen konnten sich in Notfällen gegenseitig unterstützen, aber solange die Straßen noch nicht ausgebaut waren, dauerte es viele Stunden, bis jemand vom Hof kam. Da musste man erst einen Marsch von zwei, drei oder auch mehr Stunden in Kauf nehmen, um jemanden zu benachrichtigen, und dann dauerte es mindestens nochmals so lange, bis jemand zu Hilfe kam. Da gab es kein Handy wie heute, kein Telefon, mit dem man jemanden herbeirufen konnte, der dann mit dem Auto in spätestens einer Stunde vor Ort ist. Oder gar einen Hubschrauber anfordern, der bei Unfällen oder Krankheit jemanden ins nächste Krankenhaus bringt.

Hüterbuben

Wo es einen Hüterbuben gab, wurde dieser in der Regel fortgeschickt, wenn es irgendwelche Wege zu erledigen galt. Überhaupt wurden früher meistens Kinder geschickt, um Nachrichten zu überbringen oder kleinere Erledigungen zu machen. Sie waren bei der Arbeit leichter abkömmlich als Erwachsene.

Ehemalige Hüterbuben wissen viel über Erlebnisse auf ihren langen, einsamen Wegen zu erzählen. Oft hat sich einer schrecklich gefürchtet, wenn ein heftiges Gewitter hereingebrochen oder wenn es schon dunkel geworden ist. Sie waren meist noch recht jung und manche litten besonders in der ersten Zeit auch noch unter großem Heimweh.

Nach dem Zweiten Weltkrieg gab es immer seltener Hüterbuben. Die Zeiten wurden besser und die Kinder mussten nicht mehr ganz so früh ihren Lebensunterhalt selber verdienen. Die ersten Straßen wurden auf die Almen gebaut, in manchen Gebieten konnte sogar schon die Milch in die Molkerei geliefert werden, damit fiel dort auch einiges an Arbeit weg.

Mit den ersten Straßen und besseren Almwegen kam es aber zu einem anderen Phänomen. Das „Almern“ (Almgehen) war bei den Leuten von jeher ein beliebtes Vergnügen. Trotz der stundenlangen Wege kamen am Samstag ganze Scharen zu den Hütten, bei denen es Unterhaltung gab. Nach dem Krieg hatten besonders die jungen Menschen einen richtigen Hunger auf Unterhaltung. Sie wollten nachholen, was sie in den schrecklichen Kriegsjahren versäumt hatten. Auf den Almhütten wurde getanzt bis in den Morgen. Manche Musikanten ließen ihre Instrumente gleich auf der Alm, damit sie sie nicht jedes Mal so weit tragen mussten. Im Tal gab es im Sommer ohnehin keine Unterhaltungen. Mit den ersten Traktoren und Motorrädern wurden dann auch die Wege zu den Almen kürzer.

Wilderer

Wilderer waren bei den Sennerinnen meist willkommen. Für manche war Wildern eine Leidenschaft, für die sie das eigene Leben und das der anderen aufs Spiel setzten, wenn sie gestellt wurden.

Für die meisten war es aber eher eine Art „Sport" und auch ein Zuverdienst. Nur selten wurde aus echter Not heraus gewildert, wie es oft dargestellt wird. Da kam es schon vor, dass jemand im Wirtshaus seinen Rucksack mit einer Gams einfach hinter die Schank stellte, selbst wenn Leute in der Wirtsstube saßen. Der Wirt kannte sich aus, da wurde gar nichts geredet. Einen Rucksack hatte bald wer dabei, das fiel auch nicht besonders auf. Von den Jägern und Förstern abgesehen, sah das der Großteil der Leute eher gelassen, nur wenige hätten jemand angezeigt.

Sennerinnen waren Wilderern oft wohlgesonnen. Gelegentlich gewährten sie ihnen Unterschlupf, in manchen Fällen versteckten sie sie sogar vor dem Jäger, wenn es brenzlig wurde.

Arbeiten auf der Alm

Zur Bewirtschaftung einer Alm gehören zahlreiche Arbeiten, die für Außenstehende kaum sichtbar sind. Im Frühjahr ist nicht nur das Schwenden (siehe bei Wacholder), sondern auch das „Zäunen“ eine wichtige Arbeit. Auch wenn Gemeinschaftsalmen nicht voneinander abgezäunt sind, so gibt es doch kilometerlange Zäune an den Grenzen der jeweiligen Almgebiete. Dazu kommen noch Zäune an Stellen, wo das Vieh leicht abstürzen könnte. An diesen Zäunen werden über den Winter die Drähte abgelegt und müssen im Frühjahr neu gespannt werden, weil sonst der Schneedruck viel Schaden anrichten würde. Dazu kommt der Zaun um den „Anger“, das sind die Wiesen an den Almhütten, die für das alltägliche Grünfutter und für Heu gebraucht werden.

Bei all diesen Arbeiten hat sich natürlich auch sehr viel geändert. Heute fahren die Leute mit dem Auto meistens jeden Tag hin und her, früher brauchte man schon allein für den Weg hinauf fast einen halben Tag, besonders wenn gar mit dem Pferd Material hinaufgebracht werden musste. Ansonsten gab es jedenfalls für jeden viel zu tragen, denn neben Werkzeug und Material musste ja auch für mehrere Tage Proviant mitgenommen werden. Die Leute blieben dann während der Zeit der Arbeit auf der Alm und dabei gab es so manchen lustigen Abend. Oft wurde auch getanzt, denn irgend jemand konnte immer Mundharmonika spielen. Zur Not ließ sich ja auch mit einem Stück Papier auf einem Kamm Musik machen.

Als ich in einer Gruppe von älteren Leuten einmal gefragt habe, ob früher wirklich so viel gesungen wurde, wie es heute manchmal beschrieben wird, wurde spontan widersprochen. „Da hat ja erst einmal einer singen *können* müssen, das hat ja net jeder können“, hieß es einhellig. Einige aber wären gute Sänger gewesen und wenn die dabei waren, dann hat sich jeder gefreut. Von den alten Volksliedern und Balladen ist leider vieles verloren gegangen. Sie sind schon durch den Dialekt eher regional beschränkt und eignen sich nicht für Mikrophone und Veranstaltungen mit großem Publikum. Gelegentlich aber wird immer noch auf diese Art gesungen, wenn irgendwo „die g'rechten Leut'“ zusammenkommen. Die Lieder gehen dabei sicher nie aus.

Eine weitere wichtige Arbeit auf der Alm war die Holzarbeit, denn es wurde viel Holz für Zäune, für die Instandhaltung der Hütte und zum Heizen benötigt. Was gebraucht wurde, musste an Ort und Stelle bearbeitet werden, ob es nun Dachschindeln, Zaunpfähle, Pfosten oder Bretter waren.

Als Kind habe ich noch erlebt, wie mühsam es ist, aus einem Bloch (Baumstamm) Pfosten oder gar Bretter herauszuschneiden, es erforderte zudem perfekten Umgang mit der Säge. Für diesen Zweck benutzte man eine lange Säge, bei der der Holzgriff quer zum Sägeblatt stand. So konnte man mit den Händen auf beiden Seiten gut anpacken. Es war einigermaßen mühsam, Baumstämme mit der Handsäge normal abzuschneiden; sie der Länge nach durchzuschneiden war eine langwierige Angelegenheit. Aber die Arbeitszeit spielte eben damals keine so große Rolle, weil sie im Gegensatz zu heute billig war.

Auch bei uns zu Hause wurden nicht nur Brennholz, sondern auch Pfosten, Pfähle und gelegentlich auch Bretter geschnitten. Dabei legten wir das Bloch über eine Öffnung neben der Brücke zur Tenne. Mein Vater stand oben über dem Stamm, einer meiner Brüder musste unten an die Säge. War das Stück über der Öffnung geschnitten, wurde das Bloch vorgezogen und es ging weiter. Unten war zwar die Säge leichter zu ziehen, dafür bekam man aber die Sägespäne ins Gesicht. Meine Brüder waren damals noch sehr jung, etwa dreizehn oder vierzehn Jahre alt, aber sonst war keiner da. Meine Mutter tat sich damit noch schwerer als die Buben.

Heute kann Baumaterial mit dem Lastwagen fast überall hingebracht werden. Auf Almen, wo Holz vorhanden ist, bringt man es oft gar nicht erst ins Sägewerk hinunter, sondern transportiert einen mobilen Gatter hinauf. Der schafft mit dem Dieselmotor in kurzer Zeit ein Vielfaches von dem, was früher zwei Männer mit viel Schweiß an der Säge schaffen konnten. Vieles geht ohnehin mit der normalen Motorsäge, die die Arbeit im Wald total verändert hat. Auch wenn die Arbeit mit der Motorsäge ebenfalls nicht leicht ist, lassen alte Holzknechte – die auch die Zeit vorher noch erlebt haben – diesbezüglich keinerlei nostalgischen Vorstellungen gelten.

„Das is viel leichter worn, da is überhaupt kein Vergleich", sagte mir einer. „Was moanst, was das früher für a Schinderei gwesn is, wannst a so a Almtax („Tax" ist ein Nadelbaum) aufarbeiten hast müssn. Bis du da die Äst alle weg g'hackt hast, dazua hast a nit gscheit kinna, weil die Äst so drang (dicht) beinand warn. Mit der Motorsäg fahrst einfach drein und dahin geht's."

In den lichten Baumbeständen an der Waldgrenze sind die Bäume besonders knorrig, und weil sie in dieser Höhe sehr langsam wachsen, liegen eben auch die Äste ganz dicht beisammen.

Ein solch knorriger Baum mag auf einen Wanderer sehr einladend wirken, besonders wenn er irgendwo allein in der Landschaft steht. Bei Gewitter sollte man aber auf keinen Fall Schutz unter diesen Bäumen suchen, denn so mancher ist schon durch einen Blitz getroffen und in mehrere Teile gespalten worden.

Eine Arbeit, zu der alle verfügbaren Leute vom Hof auf die Alm kamen, war das Angerheuen. Nach der Heuernte im Tal war das um einiges angenehmer, denn es war nicht so heiß, und meistens drängte auch die Zeit nicht so. Dabei gab es stets auch lustige Abende, besonders wenn gerade auch bei anderen Hütten Leute zum Angerheuen da waren. Die Sennerin hatte an diesen Tagen allerdings viel zu tun, denn sie musste alle verköstigen. Sie freute sich zwar immer schon darauf, war aber auch ganz froh, wenn alle wieder weg waren und die gewohnte Ruhe einzog.

Wenn der Almsommer erst einmal seinen Anfang genommen hat, beginnt im Tal die Ernte und die Natur verändert sich entsprechend.

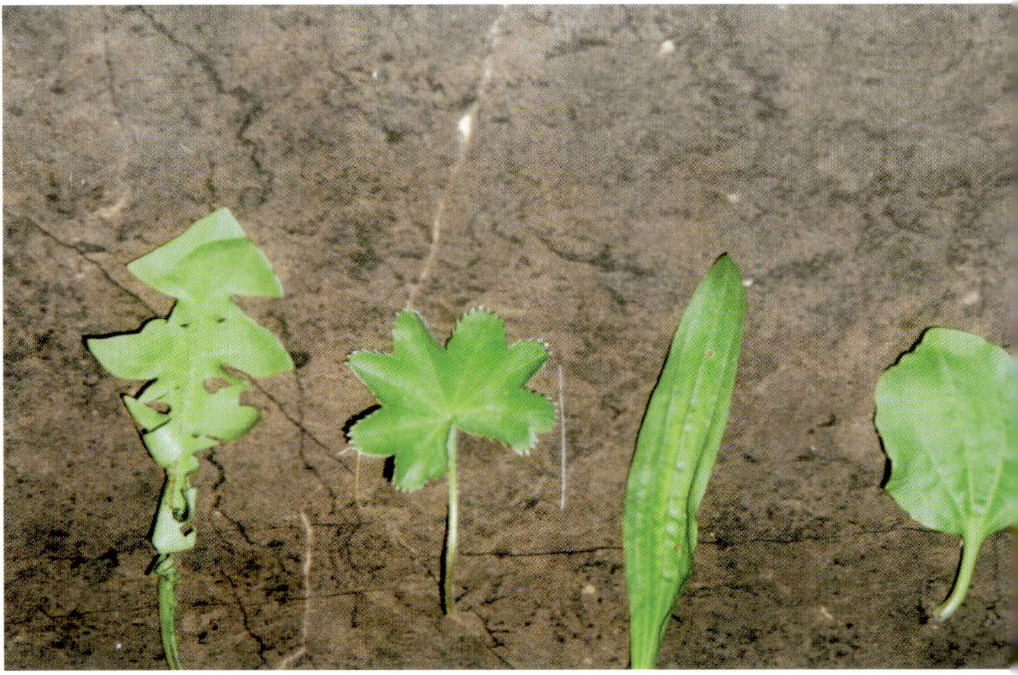

Löwenzahn *Fraumanterl* *Spitzwegerich* *Wegerich*

Sommerwiesen

Richtig bunte Sommerwiesen sieht man heute viel seltener als früher. Ein Grund dafür ist, dass heute schon bedeutend früher gemäht wird und deshalb manche Pflanzen gar nicht mehr dazu kommen, richtig aufzublühen. Aber selbst, wo erst später gemäht wird, ist die Zeit für die volle Blüte nur kurz. Wenn erst einmal die Gräser aufblühen, dauert es nur mehr ganz kurze Zeit, bis gemäht wird, und dann ist es mit der Herrlichkeit vorbei. Das Gras soll ja nicht zu alt werden, sonst gibt es grobes Heu, das die Tiere nicht gern fressen. Die Ernte selbst geht heute mit den Maschinen sehr schnell vonstatten. Schon binnen weniger Tage sind große Flächen abgeerntet. Statt bunt blühender Wiesen sieht man dann nur mehr frischgeschnittene, helle Grasflächen.

In einer Sommerwiese gibt es unzählige verschiedene Pflanzen, nur einige davon seien hier herausgegriffen. Die Pflanzen in der Wiese wachsen gewissermaßen in „Stockwerken". Im „Erdgeschoß" gibt es neben den vielen anderen Kräutern und Gräsern häufig das Gänseblümchen, das nur auffällt, solange das Gras noch kurz ist. Es blüht den ganzen Sommer über, aber später geht es zwischen den anderen Pflanzen ziemlich unter.

Wegerich, Spitzwegerich und Fraumanterlkraut

Nahe am Boden gibt es auch den „Wegerich", den „Spitzwegerich" und das „Fraumanterlkraut". Der Wegerich fällt oft in Rasenflächen unangenehm auf, weil er seine breiten Blätter dicht an der Erde ausbreitet und das Gras verdrängt.

Der „Spitzwegerich" jedoch hat lange, schmale Blätter, die nach oben wachsen. Das „Fraumanterlkraut" wächst ebenfalls nach oben, seine breiten Blätter sind außen gewellt und ganz fein gezahnt. Es heißt, am Fraumanterlkraut kann man sehen, wie das Wetter wird. Wenn sich der Tau als großer Tropfen in der Mitte des Blattes sammelt, wird das Wetter schlecht, wenn es aber an den feinen Zähnen außen kleine Tautröpfchen gibt, wird es schön.

Die Blätter von Spitzwegerich und Frauenmantel haben wir früher bei kleinen Verletzungen oder auch Insektenstichen aufgelegt. Es soll blutstillend und schmerzlindernd wirken. In meiner Kindheit hatte man in einem normalen Haushalt noch keine Pflaster, Mullbinden oder Heilsalben aus der Apotheke. Da musste man sich mit dem helfen, was gerade da war, wobei die Methoden manchmal schon recht rau waren. Besonders Männer haben oft zur Desinfektion einfach auf die Wunde uriniert, wenn nichts anderes da war. Ansonsten wurde vor allem Arnika-Schnaps angewendet. Kinder haben aufgeschlagene Knie und Abschürfungen oft eher verheimlicht, wenn es nicht gar zu arg war, weil der Schnaps ganz höllisch gebrannt hat. Als Verbandsmaterial gab es meist nur ein Stück weißen Stoff. Wenn bei größeren Verletzungen tatsächlich einmal eine Binde nötig war, dann wurde diese ausgekocht und wiederverwendet. Lange war das auch in Krankenhäusern so. Dort haben Patienten, die dazu in der Lage waren, oft mitgeholfen, die gewaschenen Binden aufzurollen.

Klee

Ebenfalls noch im unteren Stockwerk der Sommerwiese wachsen der Weißklee und der Rotklee. Weißklee gibt es oft auch auf kurzgehaltenen Rasenflächen. Wenn man dort barfuß geht, sollte man aufpassen, wohin man tritt, denn die Blüten des Klees ziehen viele Bienen an. Die etwas größere Blüte des Rotklees ist für die Bienen allerdings noch ergiebiger. Sie bohren sich richtig in die hohlen, dünnen Blütenkelche hinein, um den Nektar herauszuholen. Wenn man ein Büschel dieser Blüten herauszieht, kann man an der Unterseite mit der Zunge kosten und die Süßigkeit richtig schmecken. Aber Vorsicht, es können Käfer oder andere Insekten drinnen sein. Außerdem wird auch im Sommer oft Jauche ausgebracht.

Klee ist eine gute Futterpflanze und wird deshalb zum Teil direkt angebaut und entweder frisch verfüttert oder siliert. Vierblättrige Kleeblätter gelten als Glückssymbol. Vielleicht schon deshalb, weil man schon rechtes Glück haben muss, um selbst auf einem ganzen Feld von Klee eines zu finden. Es gibt jedoch Züchtungen mit vierblättrigem Klee, die von Blumenhändlern vor allem zum Jahreswechsel angeboten werden.

Sauerampfer und Schierling

Der Sauerampfer ist eine unbeliebte Pflanze. Er verdrängt und unterdrückt Gras und andere Pflanzen und nimmt selber überhand. Früher, als Arbeitszeit noch nicht so eine große Rolle spielte, wurde Sauerampfer frühzeitig ausgestochen, damit er sich erst gar nicht so ausbreiten konnte. Manchmal geschieht das auch heute noch, wenn es jemand auf dem Hof gibt, der die Zeit dafür aufbringen kann. Dafür wird das einfache alte Gerät verwendet, das schon früher dafür zum Einsatz gekommen ist. Es ist ähnlich wie eine Schaufel, jedoch mit einem schmalen Eisen. Dafür hat es über dem Eisen einen kleinen Querbalken aus Holz, der beim Herausziehen auf dem Boden aufliegt und so als Hebel dient.

Ähnlich überhandnehmen kann der Schierling, deshalb wurde und wird er auch öfter ausgestochen. Junger Schierling wird jedoch nicht nur von Kaninchen und Hasen, sondern auch von Schweinen gerne gefressen. Nach der ersten Heumahd wächst er sehr schnell nach und wird erheblich größer als alles, was sonst noch wächst. Er entwickelt ganz dicke Stängel, die richtig hart werden, und große weißen Blüten. Als Kinder mussten wir immer mit einer Sichel durch die Grummentfelder gehen und diese Stängel abschlagen, ehe sie richtig auswachsen konnten. Grummet nennt man das Gras, das nach der ersten Heuernte wächst.

Für Schweinefutter wurden Schierlingblätter kleingehackt, mit Kleie oder Futtermehl vermischt und mit heißem Wasser abgebrüht. Für das Vieh gab es ein ganz ähnliches Zusatzfutter mit Gras. Da je nach Viehstand recht viel Gras dafür gebraucht wurde, gehörte das „Futterschneiden" im Sommer zu den alltäglichen Arbeiten.

Bei uns gab es dafür eine Futterschneidmaschine, die mit der Hand angetrieben wurde. Das Gras wurde über eine Walze transportiert und durch die an einem großen Schwungrad aus Gusseisen angebrachten Messer gleichmäßig lang abgeschnitten. An dem Rad befand sich ein stabiler Griff, den man mit beiden Händen anpacken und damit das Rad herumdrehen konnte. Damit wurde auch die Walze in Gang gesetzt, die über Zahnräder mit dem Rad verbunden war. Das war eine schweißtreibende Tätigkeit. Das Gras musste dabei gleichmäßig „eingefüttert" werden und man musste sich in Acht nehmen vor der Walze. So mancher hat in der Futtermaschine einen oder sogar mehrere Finger verloren.

Bei größeren Bauern wurde die Futtermaschine – wie auch die Dreschmaschine – mit dem „Göppel“ betrieben. Einen solchen Göppel zu beschreiben ist schwierig, aber es gibt noch genug alte Leute, die in ihrer Jugend damit gearbeitet haben. Ich habe sogar noch einen Techniker gefunden, der sich sehr gut damit auskannte. Dieser Göppel galt für die damalige Zeit als wahres Wunderwerk der Technik. Einfach ausgedrückt war der Göppel ein Ungetüm aus Rädern, Stangen und Gelenken. Es wurde eine eigene „Göppl-Hütte“ gebraucht, um ihn unterzubringen. Die Kraft kam von zwei Zugtieren, die im Kreis herumgingen und dabei ein riesiges Schwungrad antrieben. Der Schwung ging über mehrere Übersetzungen und wurde zuletzt durch einen Riemen auf die jeweilige Maschine übertragen.

Später löste der Benzinmotor den Göppel ab. Die gusseisernen Räder wurden abgebaut und zum Teil einfach irgendwo eingegraben, wo sie wohl heute noch vor sich hinrosten. Man war froh über den Platz in der jetzt leeren Göppelhütte. Mit diesen Motoren gab es allerdings in der ersten Zeit viel Ärger, besonders dort, wo sie während des Krieges angeschafft wurden. Die jungen Männer waren eingerückt und von den alten Bauern taten sich manche mit der neuen Technik schwer. Da kamen noch eher die jungen Frauen damit zurecht. Oft stellte sich heraus, dass bloß das Benzin ausgegangen war. Benzin war dazu auch noch sehr rar. Deshalb wurden die wenigen Traktoren, die es damals gab, mit Holzgas betrieben. Auch da haben sich die jungen Frauen manchmal eher mit den „Mucken“ ausgekannt als ihre Väter, obwohl natürlich nur die Männer mit dem Traktor gefahren sind. Viele erinnern sich daran, dass die Fahrer von solchen Traktoren oft ganz schwarz gewesen sind, weil sie immer damit „herumgemurkst“ haben. Wenn sie aber erst einmal richtig gelaufen sind, dann hatten diese Fahrzeuge, die mit kleinen Holzstücken beheizt wurden, eine recht gute Kraft.

Blumen in der Sommerwiese

Im „ersten Stock“ blühen die bunten Blumen. Da ist die blaue Glockenblume, der gelbe Hahnenfuß, die rote Taglichtnelke sowie ihre Schwester, die Kuckucksnelke, und natürlich die Margerite.

Wenn man diese Blumen nicht mehr so häufig sieht wie früher, dann hat das unter anderem auch damit zu tun, dass sie besonders gern auf Flächen wachsen, auf denen auch Getreide angebaut wird. In den Gebirgsregionen geschieht das schon seit Jahrzehnten nicht mehr. Beim Getreidebau wurden hier die Felder jedes Jahr gewechselt und und auf den Wiesen, auf denen im Vorjahr Getreide stand, gab es oft Unmengen von diesen Blumen. Die kleinen *Stiefmütterchen* wuchsen ebenfalls in allen Farben dort und sind seither recht selten geworden. Die *Taglichtnelken* nennt man auch „Tuschen" (tuschen = knallen, krachen). Wenn man nämlich eine Blüte ohne Stängel bei den Blütenblättern zusammenhält und mit der Knospe auf den gespannten Handrücken klatscht, platzt diese mit einem kleinen Knall (ähnlich wie ein Papiersack). Manche nennen diese Blumen auch „Metzgerblume", was vermutlich von der blutroten Farbe kommt. *Kuckucksnelken* haben im Gegensatz zur Taglichtnelke feine gefranste Blütenblätter und eine kleinere schlanke Knospe.

Margeriten gibt es nach wie vor sehr häufig. Oft wachsen sie auch an Weg- oder Straßenböschungen und sogar auf Grünstreifen zwischen Straßen und Rad- oder Gehwegen. Mit ihren festen Stängeln sind diese Blumen auch gut für die Vase geeignet, sie halten sich recht lange.

Als Kinder haben wir aus Margeriten gerne Kränze geflochten und verschiedene Spiele gespielt. Etwa Verse aufgesagt und dazu je ein Blütenblatt aus-

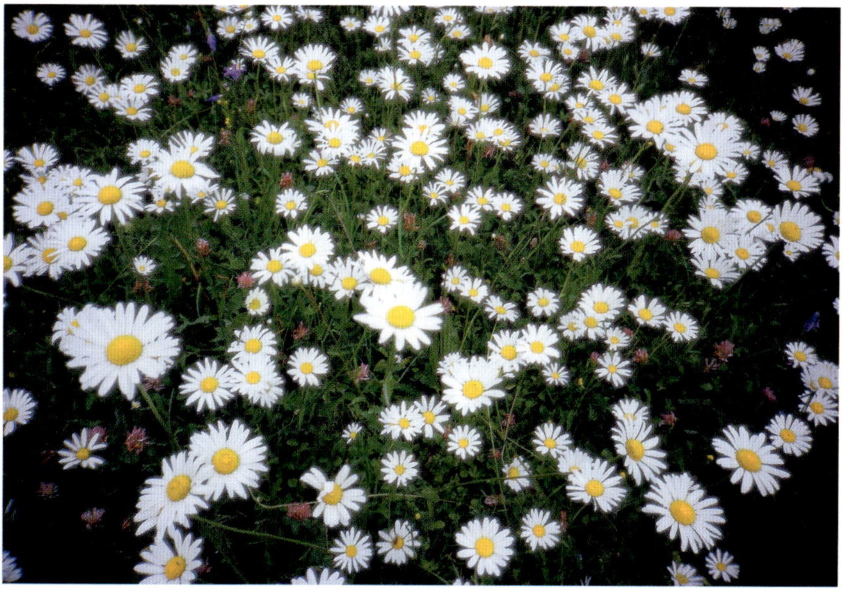

gezupft. Einer dieser Verse lautete: „Kaiser, König, Edelmann, Bürger, Bauer, Bettelmann, Schuster, Schneider, Leinenweber, Doktor, Tischler, Totengräber."

Margeriten spielten stets auch im Zusammenhang mit Religion und Brauchtum eine Rolle. Kleine Mädchen haben zu Fronleichnam ein Kränzchen aus Margeriten im Haar getragen, manche trugen bei der Prozession welche in einem Körbchen mit. Wir haben bei uns Zuhause jedes Jahr am Johannistag (24. Juni) kleine Blütensträußchen aus einer Margerite, einem Weißklee, einem Rotklee und einem Johanniskraut an jedes Fenster gehängt. Das sollte Glück bringen und vor Unheil schützen.

Ähnlich anspruchslos wie die Margerite ist die weiß oder rosa blühende *Schafgarbe.* Sie ist ebenfalls fast überall zu finden. Schafgarbe gilt als vielseitig heilsam, unter anderem für Magen, Nieren und Harnwege. Allerdings können – wie bei anderen Heilpflanzen – bei zu hoher Dosis oder zu langer Anwendung unangenehme Nebenerscheinungen wie Schwindel, Kopfschmerz, Übelkeit etc. auftreten.

Hoch hinaus wachsen die *„Sonnwendblumen"*. Mit ihren kräftiggelben Blütensternen sind sie gut zu sehen, es gibt sie aber nur in bestimmten Gebieten. Wie sie zu ihrem Namen kommen, lässt sich leicht erahnen: Sie beginnen etwa um die Sonnenwende zu blühen. Wenn diese Blumen blühen, blühen bald auch die Gräser voll aus und die Heumahd kann beginnen.

An einigen Stellen gibt es zu der Zeit vereinzelt Kümmel. Er ist selten und dazu recht unauffällig, man muss schon genau schauen, wenn man ihn finden will. Er kann relativ leicht mit dem Girsch verwechselt werden, der ebenfalls hoch wird und ganz ähnliche Samen hat, aber der Kümmel besitzt viel feinere Blätter. Wer mit dem Kümmel aus der Küche vertraut ist, kann ihn am leichtesten dadurch identifizieren, indem er ein Körnchen zerbeißt. Der Geschmack ist eindeutig.

Die Zeit, in der all diese Blumen und Pflanzen auf den Feldern zu sehen sind, stellt in der Natur den absoluten Höhepunkt dar. Die Tage sind am längsten, die Blütezeit hat ihren Höhepunkt überschritten, Getreide, Gemüse und Obst wachsen heran und beginnen zu reifen. Mit der ersten Heumahd beginnt die Erntezeit. An schönen Abenden liegt der Duft von Heu in der Luft – es ist Sommer!

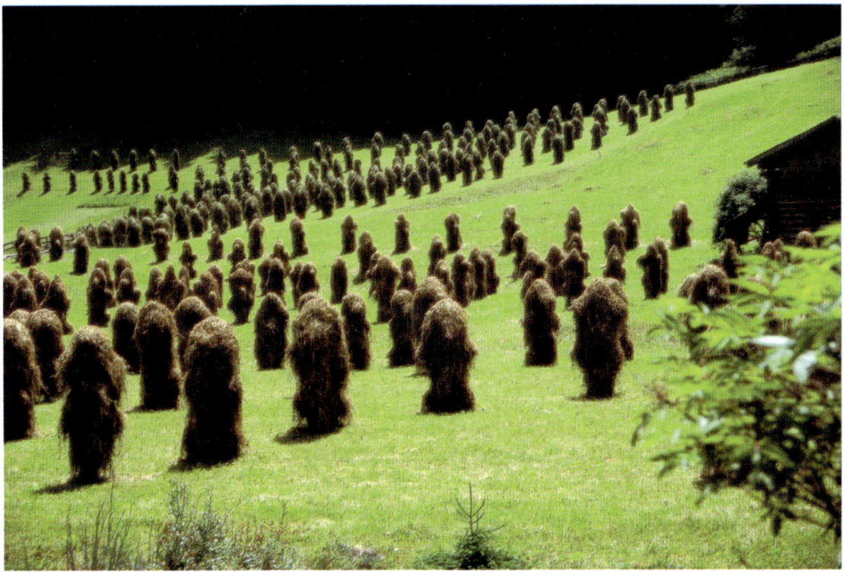

Heuernte

Es hat schon einen guten Grund, wenn im Volksmund der Tod gelegentlich auch als „Sensenmann" bezeichnet wird. Man braucht nur einmal einem Traktor zusehen, wenn er mit seinem Mähbalken eine Wiese entlang fährt. Auf der einen Seite ist blühendes Leben, auf der anderen liegt die ganze Pracht am Boden und beginnt sogleich zu welken. Das ist schon so etwas wie ein kleiner Tod, aus dem aber immer wieder neues Leben entsteht.

Die Heuernte hat sich im Laufe der Jahrzehnte total verändert. Nicht nur, dass mit den Maschinen alles sehr schnell geht, es ist eigentlich eine ganze Welt damit untergegangen. Romantische Verklärungen sind diesbezüglich jedoch fehl am Platz, denn es war eine sehr schwere Arbeit, die heute bei uns so gar nicht mehr möglich wäre, weil sie niemand mehr machen würde. Wir dürfen dabei freilich nicht vergessen, dass in vielen Teilen der Erde nach wie vor so gearbeitet – so gelebt wird, wie es bei uns vor fünfzig, siebzig, ja vor hundert Jahren üblich war.

Ein entscheidender Unterschied bei der Heuernte zwischen früher und heute ist mir kürzlich bewusst geworden, als ich einem jungen Bauern dabei geholfen habe. Er hatte an dem Tag sonst niemanden, der ihm hätte helfen können,

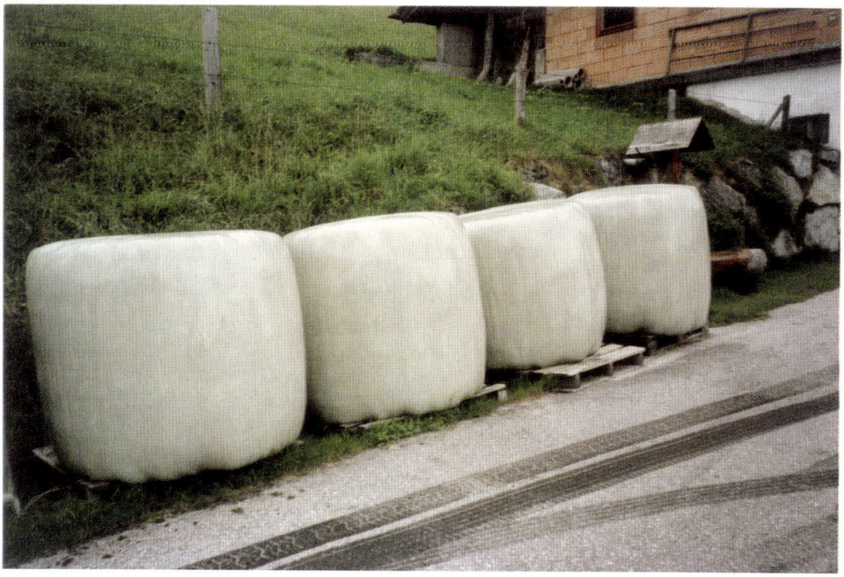

und weil er wusste, dass ich mit einem Rechen umgehen kann, hat er mich darum gebeten. Er hat mit dem Traktor das Heu zusammengerecht und später mit dem Ladewagen in die Scheune gebracht, ich habe mit dem Rechen nachgearbeitet, was dabei zurückgeblieben ist.

Da werkelte ich nun mit meinem Rechen, der Bauer ratterte mit seinem Traktor zum Teil hunderte Meter von mir entfernt über das Feld. Das ist eine sehr *einsame* Arbeit geworden. Früher war die Heuernte eine besonders *gesellige* Arbeit. Alle verfügbaren Leute waren auf dem Feld, oft dazu noch hoffremde, die etwas abarbeiten mussten, weil sie vielleicht ein Stück Kartoffelacker gepachtet hatten oder einmal ein Zugtier ausgeliehen oder sonst etwas vom Bauern gebraucht hatten. Alle arbeiteten Hand in Hand, und auch, wenn es noch so anstrengend und heiß war, flogen dabei Worte und auch einmal ein Scherz hin und her. Im Gegensatz zu heute konnte man sich ja gut verständigen, denn sonst war alles ruhig.

Trotz der harten Arbeit erinnern sich die alten Leute gern an die Heuernte. In einem sind sie sich aber alle einig: Tun möchte das heute keiner mehr so wie früher. Es ginge auch gar nicht mehr, und schon gar nicht mehr könnte jemand auf diese Art existieren. Wenn man nach der Arbeit damals fragt, wird meistens als erstes vom Mähen erzählt.

Der Arbeitstag begann schon im Morgengrauen. Die Leute zogen mit ihren Sensen aufs Feld und mähten hintereinander ihre Mahden durchs Gras.

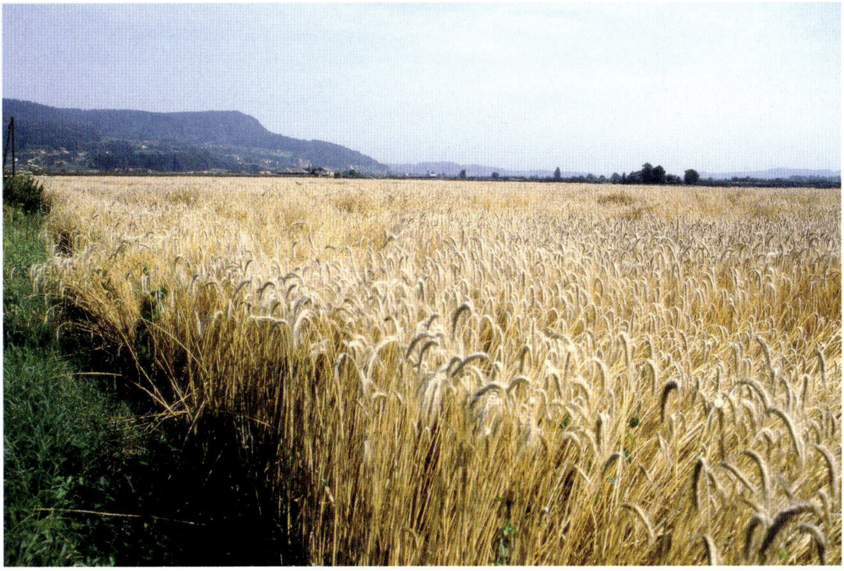

Gemäht wurde immer nur in einer Richtung, dann ging man zurück und zog die nächste Mahd. Gemäht wurde entweder quer zum Hang oder von oben nach unten. Zwischendurch wurde regelmäßig die Sense mit dem Wetzstein gewetzt (geschärft). Schon an dem Geräusch war zu erkennen, ob das jemand gut oder weniger gut beherrscht. Wer keine gute „Schneid" zusammenbrachte, musste sich bei der Arbeit doppelt plagen. Jeder musste zusehen, dass er seinem Vordermann (oder Frau) nachkam und so die Reihe nicht durcheinander brachte. Wer seinen Platz nicht ordentlich ausfüllte, musste nicht nur mit einer Rüge, sondern auch mit Spott und Hohn rechnen. Sehr jungen Leuten gegenüber gab es zwar etwas Nachsicht, aber nur, wenn sie sich entsprechend anstrengten. Das taten die meisten ohnehin, denn es hing ausschließlich von ihrer Arbeit und ihrer Leistung ab, inwieweit sie anerkannt und als „erwachsen" angesehen wurden. Wenn heute oft behauptet wird, „Leistungsdenken" und Konkurrenz sei eine besondere Erscheinung unserer Zeit, so ist das ein großer Irrtum.

Beim Mähen wetteiferten manche Bauern schon, wer am Morgen zuerst auf dem Feld war. Gemäht konnte nur werden, solange das Gras vom Tau nass war, wenn es erst einmal trocken wird, lässt es sich von der Sense nicht mehr gut schneiden.

Über das Mähen am frühen Morgen gibt es natürlich auch eine ganze Reihe von Liedern; das folgende gibt die Stimmung dabei sehr gut wieder:

In da Fruah, in da Ruah, da geh i außi aufs Feld,
hallarieiha, hallarieiha
dort im Gras, sitzt a Has, hat seine Löffln aufgstellt,
hallariaha, halladja

I schwing hin, i schwing her, mei scharfe Sensn durchs Gras,
hallari …
jeder Halm, jedes Graserl is von Tautröpferl nass,
halleri …

Schwing nur zua, ohne Ruah, bis alle Halm nieder g'maht,
halleri …
mia wern halt a amal vom Sensenmann nierder gmaht,
halleri …

Ein „Reit“ waren Wiesen, die manche Bauern zusätzlich zu ihrem Hof hatten, meist in höheren oder recht abgelegenen Gegenden. Dort wurde bei feuchtem Wetter gemäht, denn dann war das Gras nass und man konnte den ganzen Tag arbeiten. Diese Wiesen wurden nur einmal im Jahr gemäht. Es wuchs dort ohnehin nicht so viel Gras, weil sie ja nicht gedüngt wurden. Gerade deshalb gab es aber eine große Vielfalt an Blumen und Pflanzen, also richtig schöne Blumenwiesen.

Da es keine Fahrwege zu diesen Wiesen gab, wurde das Heu erst ins Tal gebracht, wenn man mit Schlitten fahren konnte. Das war dann wieder eine Arbeit, bei der sich die Männer gern gegenseitig übertrumpfen wollten. Besonders die Jungen wollten zeigen, wie gut und „schneidig“ (mutig) sie sind. In manchen Gebieten wurden bis weit hinauf Bergwiesen gemäht, da war das Heufahren eine mühsame und auch gefährliche Arbeit.

Veränderung der Landschaft …

… durch andere Bewirtschaftung

Landschaften können sich durch vielerlei Ursachen verändern, eine davon ist eine Veränderung der Bewirtschaftung. In meiner Kindheit gab es in unserer Gegend überall noch Getreidefelder, die im Sommer der Reihe nach herangereift sind. Als erstes kam die Gerste, dann der Roggen, später der Weizen – der jedoch nur in Tallagen gewachsen ist – und zuletzt der Hafer. Dadurch war den ganzen Sommer über Erntezeit. Die Gerste war beim Schneiden am wenigsten beliebt, weil ihre starken Gräten recht gejuckt haben. Am lustigsten war das Haferschneiden, denn der hat keine Gräten und bei seiner Ernte ist es in der Regel auch nicht mehr ganz so heiß.

Durch diese Art der gemischten Bewirtschaftung bestand die Landschaft aus lauter verschiedenen Flecken, die auch verschiedene Farben hatten. Zum Teil war dann schon abgeerntet, zum Teil färbte sich das Getreide gerade gelb, und dazwischen gab es grüne Wiesen. Im Frühjahr und am Ende des Sommers sah man auch frisch gepflügte Felder, auf denen sich bald wieder frisches Grün von jungem Getreide zeigte.

Etwa mit Beginn der 1960er Jahre ging der Getreideanbau stark zurück und hörte allmählich ganz auf. Zuletzt gab es erhebliche Schäden durch Vögel, weil diese sich vermehrt auf die wenigen noch verbliebenen Getreidefelder stürzten, und so hörten auch die letzten Bauern damit auf.

Der Umstellung auf die Milchwirtschaft waren heftige Debatten in den örtlichen Bauernversammlungen vorausgegangen. Möglich wurde das überhaupt erst durch die fortschreitende Motorisierung nach dem Krieg. Zwei Molkereien aus dem Salzachtal (Kuchl und Bischofshofen) verhandelten mit den Bauern im Lammertal. Es musste ja eine gewisse Menge an Milch garantiert sein, damit sich die tägliche Fahrt lohnte. Manche überschätzten ihre Möglichkeiten, andere wiederum waren skeptisch und glaubten nicht daran, dass das eine neue Existenzgrundlage werden könnte, und wollten erst gar nicht mitziehen.

Ganz allmählich ließen sich aber doch die meisten überzeugen, vor allem durch das regelmäßige Geld, das dadurch ins Haus kam.

Durch das Umackern der Felder wurde immer wieder die Grasnarbe zerstört, so wuchs auch in jenen Jahren nicht viel, wo dort kein Getreide stand. Nun konnten diese Felder gemäht werden und es konnte mehr Vieh eingestellt werden. Die Düngung wurde intensiviert und bald wuchs mehr Gras. Nach und nach hat die Landschaft jenes Bild angenommen, das sie heute hat und das es überall gibt, wo Milchwirtschaft betrieben wird.

… durch Wegfall der Zäune

Allerdings wirkte damals alles viel kleinräumiger, weil die ganze Gegend durch Zäune unterteilt war. Wenn man von einer höher gelegenen Stelle ins Land schaute, konnte man so alles gut unterscheiden. An den Grundgrenzen gab es oft sogar lebendige Zäune aus Buschwerk. Die Weideflächen und die Gassen, durch die das Vieh dorthin getrieben wurde, waren auf beiden Seiten durch Holzzäune abgegrenzt. Auch entlang von Fahrwegen und Straßen gab es an beiden Seiten Zäune. An den Durchgängen gab es Tore oder Stangen, die man

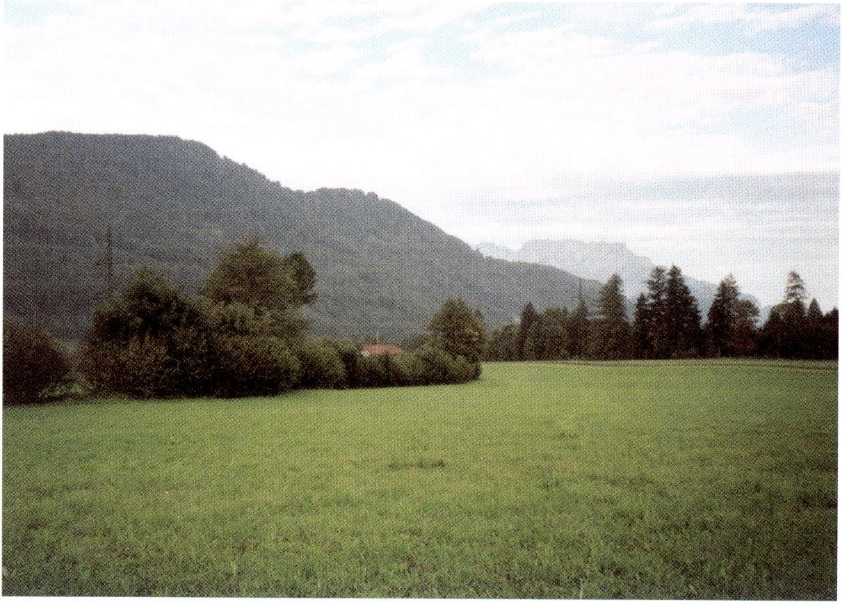

leicht herausziehen konnte. Solange die Leute zu Fuß unterwegs waren, war das kein Problem, im Zuge der Motorisierung wurden solche Tore aber zu ärgerlichen Hindernissen. Als dann ein kluger Kopf die Idee mit den Viehsperren hatte, verschwanden diese Hindernisse bald. Diese quer über die Straße verlegten Eisenbalken mit dem Abstand dazwischen bewähren sich auf Bergstraßen auch heute noch, weil sie vom Vieh nicht betreten werden.

Wenn ich heute die elektrischen Weidezäune mit den leichten Kunststoffpfosten sehe, denke ich oft daran, wie aufwändig das früher alles war. Bei uns gab es ohnehin schon auf langen Strecken fixe Zäune mit Stangen, doch wenn das Vieh im Herbst kurzzeitig auf eines der Felder kam, umzäunte der Vater die entsprechende Fläche zusätzlich noch mit einer „Schrög". Dafür mussten wir Hunderte von „Zaunstecken" aufs Feld tragen und in einigen Wochen wieder abräumen. Als wir später dann Stacheldraht hatten, war der Auf- und Abbau schon um einiges einfacher.

Entlang der Straßen verschwanden die Zäune im Zuge des Ausbaues, und auf den Feldern waren sie den Maschinen im Wege. Man braucht sie auch nicht mehr so wie früher, denn bei Bedarf wird eben mit relativ wenig Aufwand ein elektrischer Weidezaun aufgestellt. So hat sich auch auf diese Weise eine Veränderung im Landschaftsbild ergeben.

… durch Aufforstung

Eine weitere Veränderung hat in den letzten Jahrzehnten durch Aufforstung von Flächen stattgefunden, die nicht besonders ertragreich oder schwer zu bearbeiten waren. Vor einiger Zeit bin ich mit einer Frau durch die Gegend gefahren, in der sie aufgewachsen ist, und wo ihre Familie nach wie vor einen Bauernhof betreibt. Sie ist 1923 geboren und hat mir gezeigt, wo in ihrer Jugend anstelle des heutigen Waldes noch bewirtschaftete Wiesen waren. Wenn man diese vielen Waldflächen sieht, kann man sich das fast nicht vorstellen, aber ich habe diese Entwicklung selber hautnah miterlebt.

Nachdem wir weggezogen waren, wurde auf dem Bergbauernhof, auf dem ich aufgewachsen bin, binnen weniger Jahre alles aufgeforstet. Ich bin noch oft dort hinaufgewandert und habe mit einiger Wehmut die Wandlung verfolgt. Immerhin habe ich dort meine Kindheit verbracht, und wenn wir auch nur

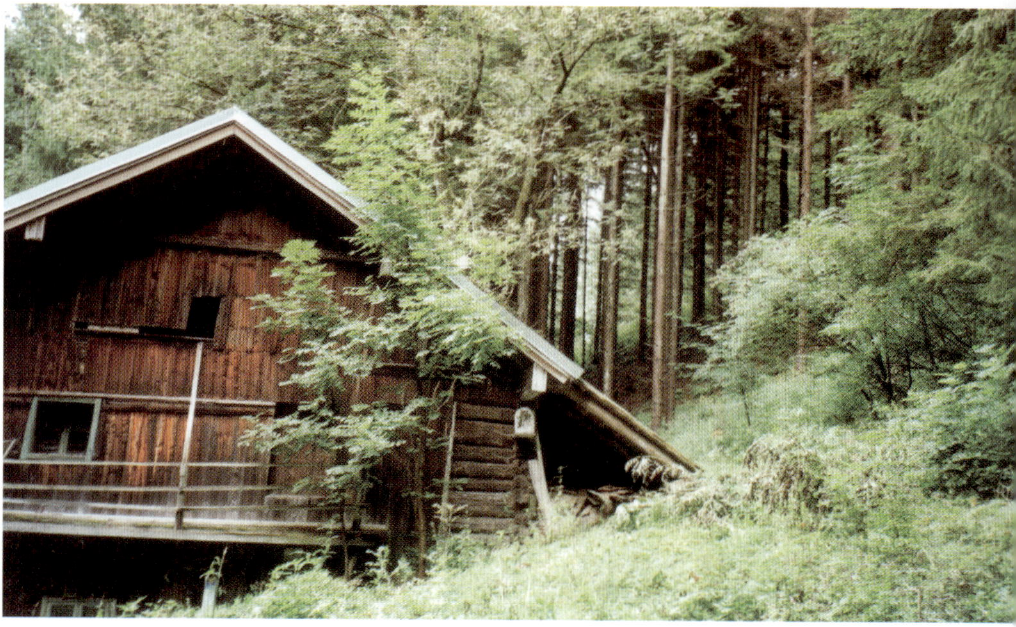

Pächter waren, so war es doch mein „Elternhaus". Ich habe auf diesen Feldern gelernt, mit Rechen, Gabel, Sense und Sichel umzugehen, und mir dabei manche Schramme geholt.

Schon bald gab es dort statt saftig grüner Wiesen nur mehr hässliches, grobes Gestrüpp, mit dem die eingesetzten Bäumchen jahrelang um die Vorherrschaft kämpften. Als sie diese erst einmal gewonnen hatten, wurde das Gras allmählich zurückgedrängt, und es entstand ein dichter Jungwald. Heute, fast fünfzig Jahre später, gibt es einen geschlossenen Hochwald.

Die meisten Leute wissen überhaupt nicht mehr, dass es dort einmal einen Bauernhof gab. In der Gegend sind auch zwei weitere Bauernhöfe aufgelassen, Gebäude abgerissen und die Wiesen teilweise aufgeforstet worden. Natürlich hat sich dadurch die Landschaft erheblich verändert.

In etwas mehr als dreißig Jahren hat in Österreich der Wald um *9 Prozent* zugenommen. Derzeit sind 47 Prozent der Fläche mit Wald bedeckt, 1973 waren es noch 38 Prozent.

… durch Wasser, Lawinen oder Erdrutsch

Einschneidende Veränderungen kommen immer wieder durch naturbedingte Vorgänge zustande.

Es gehört zum ganz normalen Verlauf, dass sonst geradezu liebliche Gebirgsbächlein bei heftigen Gewittern oder starkem Regen aus den Ufern treten und viel Geröll mit sich reißen. Manchmal aber nimmt das bei Unwettern solche Ausmaße an, dass binnen weniger Stunden ganze Täler verändert werden.

Ähnlich ist es mit Lawinen. Jedes Jahr donnern unzählige Lawinen von den Bergen. Bei extremen Wetterverhältnissen kommt es vor, dass eine solche Lawine breite Schneisen in einen Wald reißt und dadurch das Landschaftsbild für viele Jahre geprägt wird.

Besonders in Jahren mit viel Regen gibt es öfters große Erdrutsche, die bleibende Narben in der Natur hinterlassen.

... Felsstürze und Waldbrände

Felsstürze sind in den Bergen nichts Besonderes, weil Wasser und Eis dem Gestein Jahr für Jahr stark zusetzen. „Steter Tropfen höhlt den Stein", heißt es in einem alten Sprichwort, die zum Teil riesigen Geröllfelder am Fuße von Felswänden sind ein beredtes Zeugnis dafür. Gelegentlich kommt es aber vor, dass Felsabbrüche das Erscheinungsbild eines ganzen Berges verändern. Ein Beispiel dafür ist die markante Bischofsmütze bei Filzmoos. Wenn auch die boshafte Geschichte – aus der Bischofsmütze wäre ein Kardinalskäppchen geworden – haushoch übertrieben ist, so sind die Veränderungen doch deutlich sichtbar.

Ein Bild der Verwüstung bleibt überall dort zurück, wo Waldbrände gewütet haben. Gerade im Gebirge, wo das Wachstum sehr langsam vor sich geht, sind die Spuren noch nach Jahrzehnten zu sehen.

... Stürme

In der Nacht zum 3. Jänner 2003 hat im Bundesland Salzburg ein Föhnsturm verheerende Schäden angerichtet. „Wie ich in der Früh aus dem Fenster geschaut habe, war der Wald nicht mehr da", schildert eine Frau aus dem Pinzgau die Auswirkungen, die dort besonders schlimm waren. Wenn man danach durch das obere Salzachtal gefahren ist, konnte man anstatt der bewaldeten

Bergrücken großteils nur mehr riesige braune Flächen sehen, auf denen die abgebrochenen Bäume kreuz und quer durcheinander lagen. Inzwischen sind diese Flächen zwar wieder grün, und es wurden neue Bäumchen gesetzt, aber es wird Jahrzehnte dauern, bis dort wieder ein geschlossener Wald entsteht.

Wasser – Quelle des Lebens

Woran denkt man zuerst, wenn man das Wort *Wasser* hört? An ein Glas frisches Wasser an einem heißen Tag? An einen Bach, einen Wasserfall, einen Fluss, einen See oder das Meer? Oder an einen Sommerregen, eine Wiese am Morgen, wenn an jedem Blatt und an jedem Grashalm Tautropfen sind? Man könnte aber auch an schneebedeckte Hänge denken, an Schifahren, an Eislaufen, an Eiszapfen oder an einen Schneemann, denn auch das ist Wasser.

Wasser kann zu Recht als Quelle des Lebens bezeichnet werden, denn ohne Wasser gibt es kein Leben. Kein Wunder, dass deshalb schon viele große und kleine Kriege um dieses kostbare Element geführt wurden. Große Kriege um Zugänge zum Meer, zu großen Flüssen und damit zu Schifffahrtswegen. Kleinere Kriege und auch richtige Kleinkriege um Wasser für Viehherden, zur Bewässerung von Feldern und um Trinkwasser. Solche Kriege wird es auch weiterhin in der Welt geben.

Menschen haben sich schon immer gern an Flüssen angesiedelt. Viele besonders schöne Städte haben sich an Flüssen entwickelt, weil diese Flüsse entsprechende Möglichkeiten geboten und Reichtum gebracht haben. Dort, wo ein Fluss die Grenze zwischen zwei Ländern bildet, kann er je nach dem Verhältnis der Länder zueinander eine unüberwindliche Trennung oder eine enge Verbindung sein.

Wasser hat den Menschen schon früh zu erstaunlichen Leistungen motiviert. Manche alte Trinkwasser- oder Bewässerungssysteme sind echte technische Wunderwerke. Auch für die Nutzung der *Wasserkraft* wurden schon immer Großleistungen vollbracht. Denken wir nur an die vielen Staustufen und Kanäle, die in mühevoller Arbeit geschaffen wurden, um das Holz aus den abgelegenen Wäldern zu den größeren Flüssen zu transportieren. Im 20. Jahrhundert hat man damit begonnen, Wasser für die Stromerzeugung zu nutzen. Nicht nur an größeren Flüssen, sondern auch in den Bergen wurden riesige Staumauern errichtet, um das Wasser zu speichern. Das waren vorerst stets empfindliche Eingriffe in die Natur, doch schon bald sind aus diesen gigantischen Baustellen faszinierende Naturlandschaften entstanden, die jedes Jahr von vielen Tausenden Menschen besucht werden. Wer schon einmal an einem der großen Stauseen in den Hohen Tauern war (in Kaprun, Uttendorf/Weißsee in Salzburg oder Maltatal/Kölnbreinsperre in Kärnten) wird wissen, warum.

Im Kleinen wurde Wasserkraft immer schon genutzt. An jedem Bach standen zahlreiche Mühlen, die entweder einem Bauern gehörten oder von mehreren zusammen betrieben wurden. Auch Sägewerke wurden mit Wasser betrieben, später kamen dann kleine Kraftwerke dazu.

Wo das Wasser bei den Häusern knapp war, wurde die Wäsche an einem nahen Bach gewaschen. Solange es noch keine chemischen Reinigungsmittel gab, benutzte man feinen Sand vom Bach als Scheuermittel. Besonders Kupfer- oder Messingpfannen sowie der große Kupferkessel über dem offenen Feuer wurde mit feinem Bachsand auf Hochglanz gescheuert. Auch heute wird Sand noch für Reinigung genutzt, freilich mit Hilfe von Technik. So werden etwa Baumaschinen mit Hochdruck-Sandstrahlern gereinigt.

An vielen Flüssen werden Sand und Schotter gewonnen, eines der wichtigsten Baumaterialien überhaupt. Diese Materialien werden vom Wasser mitgebracht und dabei auch noch in eine „gebrauchsfertige“ Form geschliffen.

Als Kinder haben wir gern am Bach bunte Steine gesucht und damit auf einem größeren Stein gezeichnet. Das geht allerdings bei weitem nicht mit jedem Stein, aber man muss einfach probieren, der eine oder andere eignet sich recht gut dafür.

Wir haben das Glück, in einem Land zu leben, in dem es Wasser in Hülle und Fülle gibt. Bei einer Wanderung kommt man meist sogar an mehreren größeren oder kleineren Bächen vorbei, die zum Trinken einladen. Das heißt aber nicht, dass man auch überall bedenkenlos trinken kann. Vor allem sollte man vorher einmal die Umgebung genauer betrachten. Wo sumpfiges Gelände in der Nähe ist, sollte man auf keinem Fall trinken und vor allem nicht aus stehendem Wasser, also nicht aus einem Brunnentrog. Zu bedenken ist auch, dass so mancher Brunnentrog nur für das Vieh gedacht ist und das Wasser für den Menschen nicht geeignet ist. Es ist wichtig, fließendes Wasser in die hohle Hand fließen zu lassen und erst daraus zu trinken, damit man sieht, ob es eventuell verunreinigt ist. Früher hing bei Wasserstellen an den Wegen immer ein Blechhäferl an einem Nagel, damit man das Wasser auffangen konnte. Oft gibt es im Wasser kleine Lebewesen, die schwere Magenbeschwerden hervorrufen können. Wenn ein Kind früher unbestimmtes Bauchweh hatte, dann

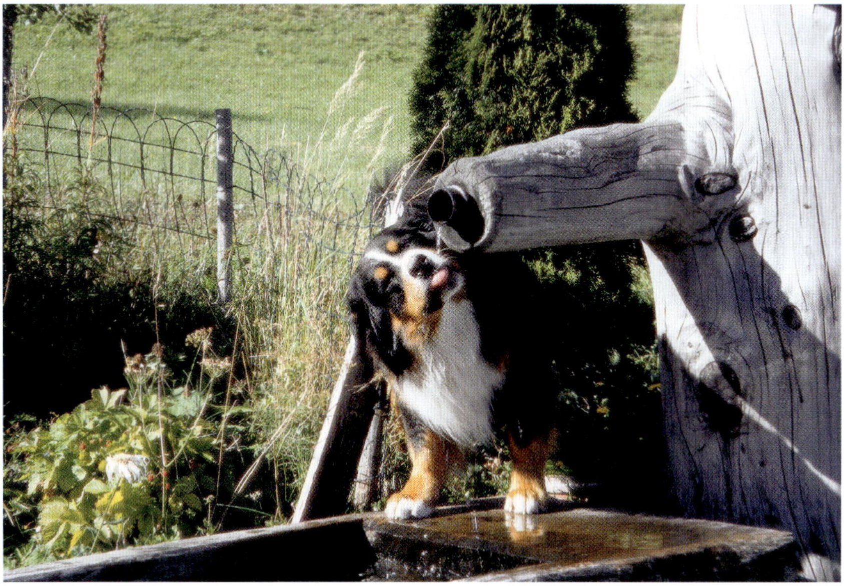

hieß es oft: „Hast a Wasserkaibl erwischt ...“ Wasserkaibl (Kaibl = Kalb) sind winzige, transparente Lebewesen im fließenden Wasser, die leicht übersehen werden können.

Wasser ist nicht gleich Wasser. Sogar an ganz nah beieinanderliegenden Quellen oder Bächen können sowohl Temperatur als auch der Geschmack völlig anders sein. Ein frischer Trunk an einem Brunnen oder einer guten Quelle ist jedoch immer ein Genuss.

In unseren Breiten ist es selbstverständlich geworden, dass man einfach den Wasserhahn aufdrehen und für alles so viel Wasser verbrauchen kann, wie man gerade will. Kaum jemand macht sich dabei Gedanken, und wenn überhaupt, dann am ehesten über die Kosten. Woher kommt überhaupt das Wasser? Wie lange und komplizierte Wassersysteme sind nötig, damit es auch wirklich aus der Leitung fließt? Wie viel Sorgfalt, wie viel Mühe und wie viel Geld muss darauf verwendet werden, damit das System funktioniert und das Wasser auch sauber ist?

Zuständig für Trinkwasser- und Abwassersysteme ist die öffentliche Hand. Die hat dafür zu sorgen, dass alles reibungslos funktioniert. Wenn es irgendwo auch nur die geringste Störung gibt, hagelt es sofort massive Kritik und heftige Vorwürfe gegen die zuständigen Stellen.

Besonders auf dem Land war bis vor gar nicht so langer Zeit jeder selbst für sein Wasser zuständig. Wenn man keine eigene Quelle hatte, musste man sehen, irgendwo das „Wasserrecht" an einer Quelle kaufen oder zumindest pachten zu können. Ein Haus konnte nur dort gebaut werden, wo auch Wasser vorhanden war. Auch die Almhütten wurden dorthin gebaut, wo Wasser für das Vieh und auch genug sauberes Wasser zum Trinken und für die Milchverarbeitung erreichbar war. Da gerade Bäche in den Almen bei starkem Regen schnell zu reißenden Wildbächen werden können, wurden Almhütten stets in genügender Entfernung zu einem Bach gebaut, wodurch bei manchen das Wasser recht weit hinaufgetragen werden musste.

Heute haben auch auf dem Land nur mehr wenige eine eigene Wasserversorgung. Zwar ist das durch technische Hilfsmittel einfacher als früher, andererseits sind die hygienischen Bestimmungen viel strenger. Früher hat sich niemand darum gekümmert, ob privates Trinkwasser irgendwelchen Normen entsprach. Selbst bei öffentlichen Einrichtungen ging es vor allem darum, dass Wasser *vorhanden war*, hygienische Bestimmungen waren lange Zeit kein Thema.

In der Schule, die ich von 1950 bis 1958 besucht habe, gab es damals noch kein Wasser im Haus, nur einen Brunnen mit fließendem Wasser neben dem Schulhaus. In den Klassenzimmern stand jeweils eine Emailschüssel mit Wasser zum Tafelwischen oder eventuell zum Händewaschen, zum Trinken sind wir alle zum Brunnen gegangen.

Im Schuljahr 1956/57 hieß es dann auf einmal, wir dürfen kein Wasser mehr trinken! Das Wasser war untersucht worden und dabei hatte sich herausgestellt, dass es nicht als Trinkwasser geeignet war. Seit Bestehen der Schule – das war damals etwa 40 Jahre – haben die Schulkinder an diesem Brunnen ihren Durst gestillt, es hatte nie Probleme gegeben, und nun sollten wir kein Wasser mehr trinken. Wir waren damals über 90 Schüler. Unser Lehrer hat versucht, uns das Verbot irgendwie verständlich zu machen, indem er uns das Wasser durchs Mikroskop betrachten ließ. Wir konnten zwar sehen, dass alles Mögliche in der weißen Emailschüssel herumschwamm, aber sehr beeindruckt hat uns das nicht, denn so etwas kannten wir ja auch von Zuhause. Und wenn wir nach dem Turnen oder dem weiten Schulweg Durst hatten, war uns das auch ziemlich egal. Die Lehrer haben uns zwar ermahnt und vor den Folgen gewarnt, wenn sie jemanden beim Wassertrinken ertappt haben, aber besonders streng haben sie nicht reagiert. Sie hatten sicher Verständnis für uns, wahrscheinlich haben sie es öfter auch einfach „übersehen“, zumal auch nie jemand krank geworden ist. Im Gegensatz zu heute waren wir diesbezüglich ziemlich widerstandsfähig, weil die Bedingungen ganz anders waren und wir entsprechende Antikörper hatten. Zwei Lehrer und die Schulwartin wohnten mit ihren Familien im Schulhaus, sie werden wohl selbst auch kaum immer nur abgekochtes Wasser getrunken haben.

Es dauerte noch geraume Zeit, bis in der Gegend eine öffentliche Wasserleitung gebaut wurde und die Schule wieder Trinkwasser bekam.

Damals wurden Wasserleitungen schon mit Kunststoffrohren gebaut, während die meisten privaten Leitungen zu der Zeit noch aus Holzrohren bestanden. Als Auffangbecken an der Quelle diente meistens ein kleiner Brunnentrog aus Holz, in dem es natürlich öfter auch allerhand Getier gab. Als dann stattdessen schon Betonschächte mit einem Deckel darauf gebaut wurden, wurde es besser.

Die Holzrohre wurden mit einem langen Bohrer ausgebohrt und an beiden Enden sogenannte „Büchsen“ befestigt, mit denen sie verbunden wurden. Bei den Büchsen gab es jeweils ein „Mandl“ und ein „Weibl“, ähnlich wie bei einem Elektrostecker.

Solche Leitungen waren natürlich nur dort möglich, wo genug Gefälle vorhanden war. In Tallagen mit Grundwasser wurden hauptsächlich „Leierbrunnen“ (Handpumpen) gebaut. Ältere Leute erinnern sich noch gut daran, wie mühsam es manchmal war, das Wasser für Mensch und Vieh heraufzupumpen. Der Bau eines solchen Brunnens war harte, oft auch sehr gefährliche Arbeit und erforderte großes Können. In meinem jetzigen Wohnort Kuchl gab es viele solche Brunnen. Der tiefste davon war 38 m tief, erzählte mir ein alter „Brunnenmacher“, der selber noch daran gearbeitet hat. Ebenso wie heute ist auch früher das Grundwasser gesunken, deshalb musste oft ein Brunnen „nachgegraben“ werden.

Beim Graben eines Brunnenschachts musste das Material mit Pickel und Schaufel ausgegraben und mit Eimern heraufgebracht werden. Die Wände wurden mit Bolzen abgestützt und dann der Schacht mit Steinen *rund* ausgeschachtet, damit er nicht eingedrückt wird. Das war eine sehr schwere und extrem gefährliche Arbeit. In einem fünfzehn, zwanzig oder gar dreißig und mehr Meter tiefen, engen Loch zu arbeiten, noch dazu bei höchster Einsturzgefahr, war „brutal“. Es gab dabei auch öfters sehr schwere Unfälle. Für den „Brunnenständer“, durch den das Wasser heraufkam, wurde ein besonderer

Lärchenstamm verwendet. Die Teile wurden wie bei den Rohren ausgebohrt und dann zusammengesetzt. Dabei kam das dünnere Ende nach unten, das dickere nach oben.

Mit dem Bau der öffentlichen Wassersysteme ist der Beruf des Brunnenbauers ausgestorben. Er erforderte umfangreiches technisches und handwerkliches Können sowie fundiertes Wissen über die Gegebenheiten in der Natur.

Mit Wasser auskennen müssen sich auch die Bierbrauer, denn gutes Wasser ist die eigentliche Grundlage für ein gutes Bier. Deshalb haben sich von alters her Brauereien überall dort entwickelt, wo entsprechendes Wasser vorhanden war. Solange es noch keine elektrischen Kühlanlagen gab, mussten Brauereien und Wirte im Winter Eis einlagern, damit die Keller auch im Sommer möglichst kühl geblieben sind. Auf zugefrorenen Gewässern (Fluss, See, Teich ...) wurden mit Sägen und Hacken große Mengen Eis herausgebrochen und in die Keller gebracht. Dieses Eis schmolz zwar dann im Sommer stetig dahin, hielt sich aber lange genug, bis es wieder kälter wurde.

Ein besonderes Geschenk der Natur sind die vielen Thermalquellen, die bei der Behandlung zahlreicher Krankheiten sowohl als Getränk als auch zum Baden Anwendung finden.

Wir haben allen Grund, uns über den Überfluss an reinem Trinkwasser, die sauberen Seen, die zahlreichen Flüsse, die Wasserfälle und die unzähligen kleinen und größeren Bergbäche in unserem Land zu freuen. In vielen Gebieten der Erde gibt es großen Wassermangel, und es kann gut möglich sein, dass wir es früher oder später mit Menschen aus anderen Ländern teilen müssen. Wasser ist wirklich eine Quelle des Lebens, eine Quelle, auf die alle Menschen auf der Erde angewiesen sind und auf die auch alle das gleiche Recht haben.

Der Wald

In Österreich ist *fast die Hälfte* des Landes mit Wald bedeckt. Da könnte es leicht passieren, dass man – wie es in einem Sprichwort heißt – vor lauter Wald die Bäume nicht mehr sieht. Das wäre allerdings sehr schade, denn in unseren Wäldern lohnt es sich nicht nur, die verschiedenen Bäume, sondern auch sonst alles genau zu betrachten. Dabei sollte man sich aber umgekehrt nicht so sehr auf spezielle Einzelheiten fixieren, dass man dadurch die Zusammenhänge nicht mehr sieht, denn der Wald ist ein großes Ganzes.

Wo man bei der unglaublichen Vielfalt beginnen könnte, ist schwer zu sagen. Vielleicht sollte man am besten vorerst einmal im wahrsten Sinn des Wortes „auf dem Boden bleiben“.

Der Waldboden kann sehr verschieden sein, so wie auch unsere Wälder sehr verschieden sind. Jeder Wald hat seine Besonderheiten, ob es nun ein Auwald oder Bergwald, ein Jungwald oder Hochwald, ein Laubwald, ein Nadelwald oder ein Mischwald ist. In manchen Wäldern ist der Boden mit Moos, Gräsern, Farnen, Beerensträuchern etc. bewachsen, in anderen ist er so dicht mit altem Laub oder Nadeln bedeckt, dass es überhaupt keine grünen Pflanzen gibt.

Trockene Nadeln sind das wichtigste Baumaterial für die *Waldameisen*, die vorwiegend damit ihre Haufen bauen. Sie laufen bei ihrer Arbeit aber keinesfalls kreuz und quer durch die Gegend, sondern haben richtige „Straßen“, auf denen sie das Material heranschaffen. Diese Ameisenstraßen führen oft weit von einem Ameisenhaufen weg. Manche sind so stark frequentiert, dass nichts drauf wächst und sie auf grünem Waldboden oder angrenzenden Wiesen gut als braune Streifen zu sehen sind.

Ameisenhaufen muss man natürlich in Ruhe lassen, man darf keinesfalls Steine oder Stöcke hineinwerfen oder gar darin herumstochern. Aber man kann mit folgender Methode ausprobieren, wie sich diese Tierchen wehren: Wenn man ganz leicht auf einen Ameisenhaufen spuckt und dann in einigem Abstand die Hand über die Stelle hält, bekommt man eine kräftige Ladung Ameisensäure ab. Das spürt man zwar nicht, aber die Hand riecht so stark, dass es in der Nase richtig reizen kann.

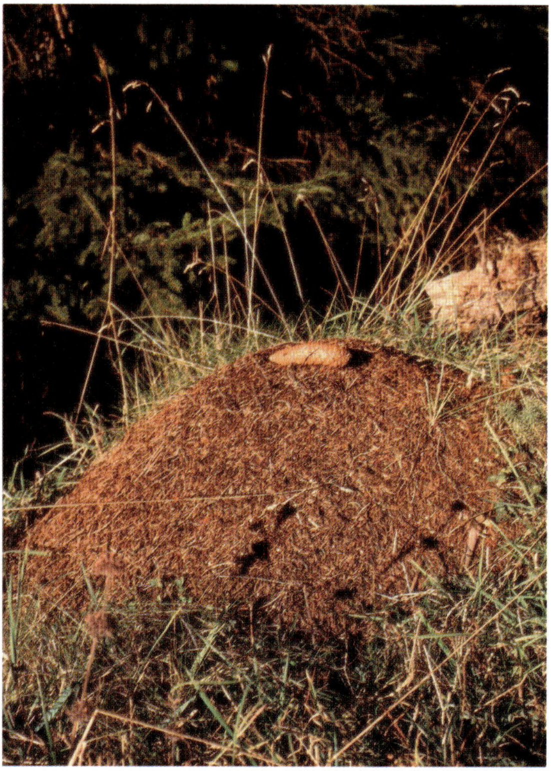

Gar nicht so selten kann einem am Waldboden ein braunes oder schwarzes *Eichhörnchen* begegnen, das gerade von einem Baum zum anderen huscht. Diese flinken Tiere zu beobachten, wie sie die Baumstämme hinauf und hinunter flitzen, einmal von dieser und dann wieder von der anderen Seite um einen Baumstamm hervorlugen, ist so kurzweilig, dass wir auf dem Schulweg oft die Zeit darüber vergessen haben.

Einmal ist uns sogar ein *Dachs* begegnet. Dabei waren wir doch einigermaßen aufgeregt, denn es war ein recht großes Tier und es hieß, einem Dachs sollte man besser nicht zu nahe kommen, denn er kann durchaus zubeißen und lässt dann nicht wieder los. Ich weiß auch nicht, ob zu der Zeit die Gefahr von Tollwut bestand und deshalb besondere Vorsicht geboten war. Klar ist, dass ein Dachs am Tag normalerweise nur ganz selten zu sehen ist, und wenn man doch einem begegnen sollte, dann ist es in jedem Fall besser ihm nicht zu nahe zu kommen.

Das trockene Laub des Waldbodens eignet sich gut als Streu für die Tiere im Stall. Heute, wo man jederzeit andere Materialien wie Sägespäne, Stroh etc. überall hintransportieren kann, hat dieses Laub zum Einstreuen nicht mehr den Stellenwert wie früher, wird aber immer noch verwendet. Obwohl es keine leichte Arbeit war, habe ich als Kind das „Laubheuen" immer gerne gemocht. Dafür gab es bei uns ein Holzgestell mit Gitterstäben rundum. Um es in den Wald hinaufzubringen, wo es Buchenlaub gab, musste sich jemand in dieses Gestell hineinstellen und es so tragen. Mit diesem schweren, sperrigen Ding den Berg hinaufzugehen war natürlich ein hartes Stück Arbeit. Die Bretter für den Boden wurden extra getragen und kamen erst oben hinein. Bergab ging es mit der Laubfuhre über Stock und Stein, da hieß es, alle Kraft einzusetzen,

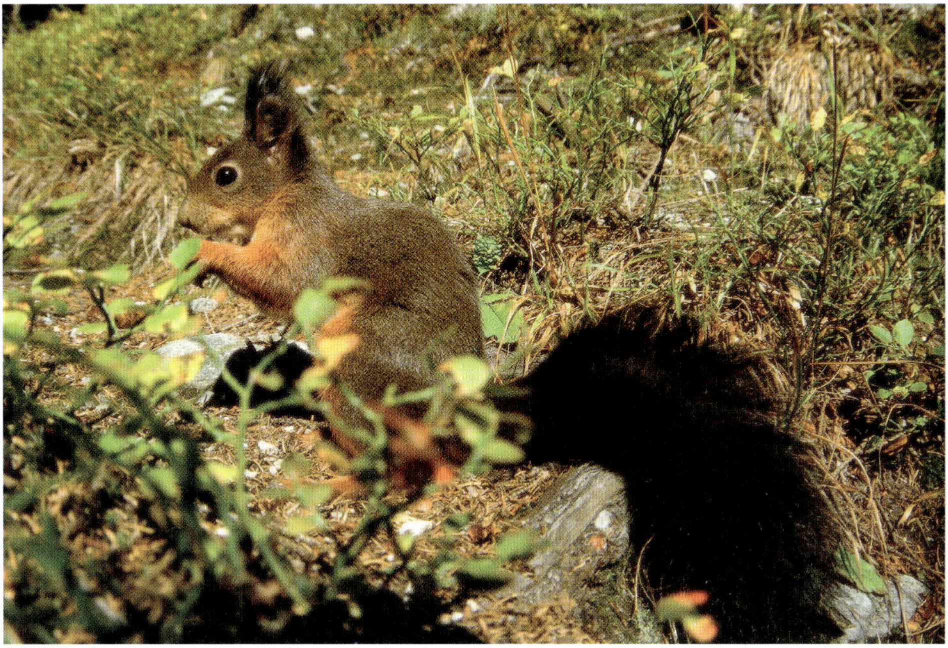

damit es nicht zu schnell wurde. In dem steilen Gelände bestand bei dieser Arbeit immer Gefahr durch Steinschlag.

Ich bin dann am Abend immer gern noch einmal in die Streuhütte gegangen, denn unter dem Laub waren stets auch einige modrige Blätter, die im Dunkeln geleuchtet haben wie große Glühwürmchen.

Wir haben trockenes Laub nicht nur als Streu genutzt, sondern auch als Isolierung. Dafür hat mein Vater im Stall an der „Wetterseite" vor der Außenwand im Abstand von etwa 30 cm eine Bretterwand aufgezogen. Der Hohlraum wurde im Herbst mit Laub aufgefüllt, das dann im Frühjahr allmählich als Streu aufgebraucht wurde. Im Winter hat sich dort oft die eine oder andere Henne ihr Legenest eingerichtet.

Heute wird manchmal behauptet, mit dem Laub würde dem Wald der Humus entzogen und damit der Waldboden geschädigt. Diese Argumentation ist jedoch – wie so manches andere auch – stark übertrieben. Ein wenig Entlüftung tut dem Waldboden ganz gut. Außerdem kann man das ruhig den Bauern selbst überlassen, die kennen sich aus und sind am meisten daran interessiert, dass es ihrem Wald gut geht. Schließlich ist das ein Teil ihrer Lebensgrundlage. Jede Art von Streu kommt schließlich mit dem Mist ohnehin wieder auf die Felder und somit in die Natur zurück.

Früher wurden auch die Äste von gefällten Bäumen aus dem Wald gebracht.

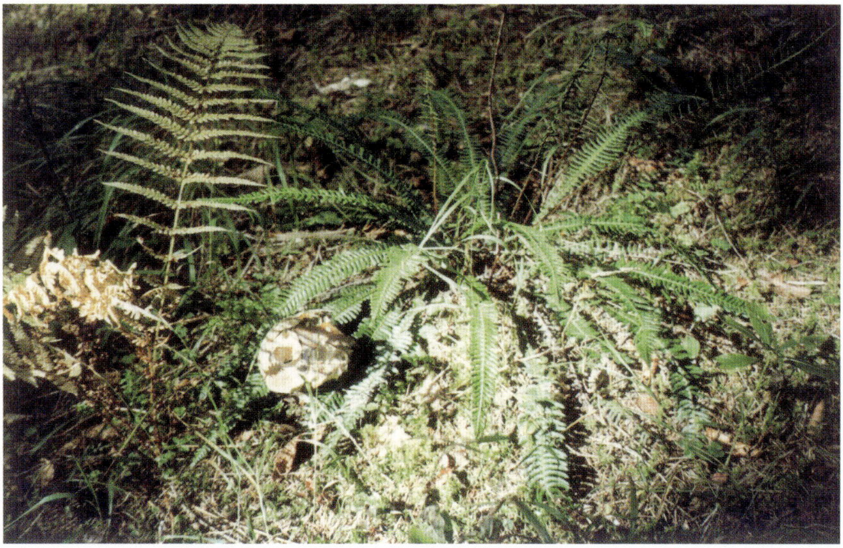

Die Zweige wurden kleingehackt und ebenfalls als Streu verwendet, die dickeren Äste dienten als Brennholz. Wo das nicht möglich war, wurden Äste und Rinden auf große Haufen zusammengetragen und verbrannt, damit sie sich nicht als Unterschlupf für Schädlinge anboten. Bei uns wurden diese „Knittel" von Fichten- oder Tannenästen unter anderem als Brennmaterial beim „Selchen" (Räuchern) von Fleisch verwendet.

Neben Laub und Nadeln gibt es auf dem Waldboden auch zahlreiche Arten von Moos, die sowohl in Farbe als auch in der Form verschieden sind. Manches Moos ist dunkelgrün, anderes ganz hell oder sogar eher gelb als grün. An feuchten Stellen kann Moos 10 cm und sogar länger werden, auf Steinen gibt es hingegen kurzes, trockenes Moos, das dünn ist wie ein ausgerollter Teig. Dieses Moos kann man zum Teil in großen Flächen von den Steinen ablösen und es eignet sich bestens für verschiedene Spiele. Wir haben als Kinder damit zwischen den Bäumen Mooshütten und sogar ganze „Bauernhöfe" gebaut. Die Zäune waren aus Zweigen, als Kühe und Kälber nahmen wir verschieden große Fichtenzapfen und für Schafe oder Ziegen boten sich die kleinen Lärchenzapfen an. Leider wurden solche Bauten meist schon bald von einem Tier zertreten oder umgewühlt.

Weiters gibt es am Waldboden verschiedene Arten von Farnen. Eine davon ist die sogenannte „Hirschzunge". Vermutlich kommt der Name von den langen, schmalen, dunkelgrünen Blättern, die in Büscheln aus dem Boden wachsen. Der „Wurmfarn“ wächst ebenfalls in Büscheln, ist aber heller und größer. Es gibt davon einige relativ feine Arten, andere sind total kräftig. Wenn die Blätter dieser Farne im Frühling aus dem Boden kommen, sehen sie wie eingerollte Würmer aus, erst später rollen sie sich aus und bekommen die typische Form eines Farns.

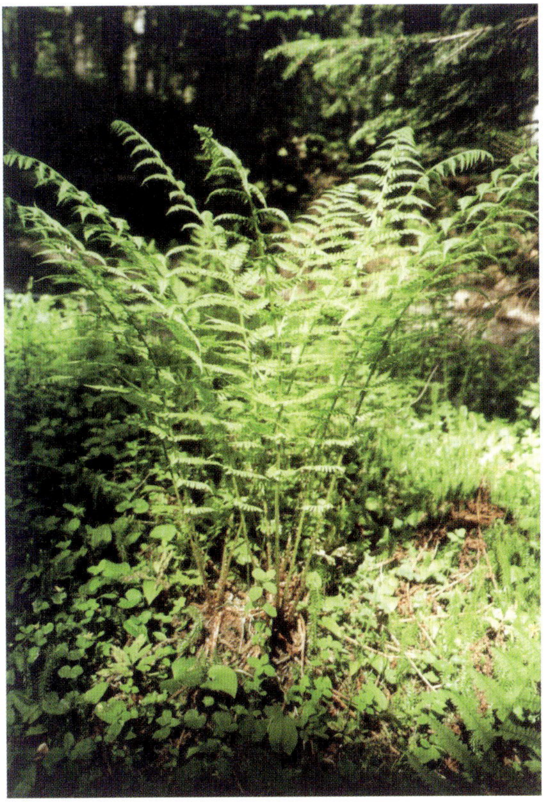

Mit diesen frischen, noch eingerollten Trieben kann ebenfalls Schnaps angesetzt werden, der früher bei Venen -und Gefäßleiden zum Einreiben verwendet wurde. Allerdings ist dabei wiederum eine gute Kenntnis nötig, denn es eignet sich nur eine bestimmte Art dafür, die andere ist giftig. Dieses Gift dringt beim Einreiben durch die Haut in den Körper und führt zum Gegenteil der erhofften Wirkung. Die noch eingerollten Triebe sehen alle fast gleich aus. Nur wer sich gut auskennt, kann sie unterscheiden und weiß üblicherweise noch vom Vorjahr, wo sie zu finden sind.

Eine andere Art ist zwar ähnlich, wächst aber nicht in Büscheln, sondern auf einzelnen Stängeln. Dieser Farn eignet sich wiederum als Streu, wird aber heute kaum mehr genutzt. Früher wurde im Herbst, wenn der Farn braun geworden ist, auf Waldlichtungen und Weideflächen Streu gemäht. Ich erinnere mich noch heute an den angenehmen Geruch, den der getrocknete Farn in der Streuhütte verbreitet hat.

Verschiedene Arten von Farn sind auch beliebte Zimmerpflanzen. An diesen kann man gut beobachten, wie Farn „blüht“. Er bringt nicht wirklich Blüten hervor, sondern an der Unterseite der Blätter bilden sich dicht aneinandergereiht dunkle Punkte. Bei oberflächlicher Betrachtung könnte man meinen, die Pflanze hat Läuse. Die Punkte sind aber exakt in Reihen angeordnet und geben nach einiger Zeit einen feinen, braunen Staub ab.

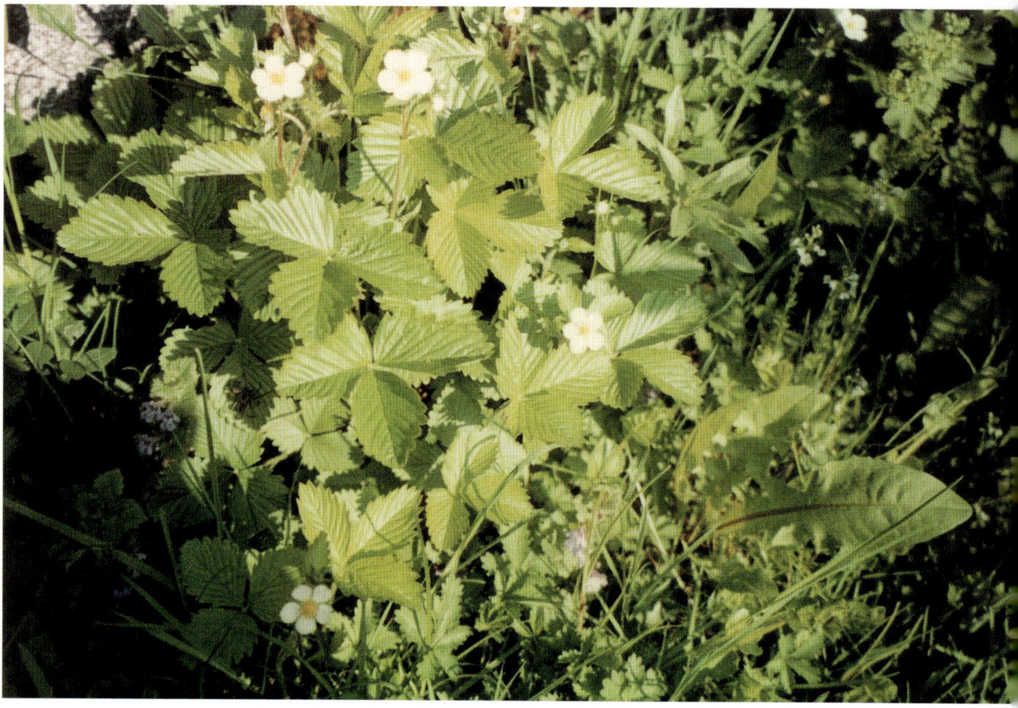

In manchen Wäldern, an Waldrändern, auf Waldlichtungen und auf vielen Holzschlägen gibt es alle heimischen Arten von Beeren. Holzschläge verändern sich jedoch ständig. In den ersten Jahren nach der Abholzung gibt es dort besonders rund um die Baumstümpfe Erdbeeren, später kommen Himbeeren, Brombeeren, Heidelbeeren oder Preiselbeeren. Das hängt natürlich jeweils von der Lage und der Bodenbeschaffenheit ab, denn jede Beere hat ihre eigenen Ansprüche an ihren Standort. Diese Beeren werden heute allerdings auch alle gezüchtet, um die gestiegene Nachfrage befriedigen zu können. Viele Beeren werden aus dem Ausland importiert.

Besonders seit viel Wert auf „einheimische" und „biologische" Produkte gelegt wird, wird dabei leider auch viel Missbrauch getrieben. Dabei gibt es oft schon recht seltsame Wege. Als es gerade wieder einmal einen „Skandal" um „steirische" Heidelbeeren gab, die in Wirklichkeit aus Polen kamen, erzählten uns Freunde aus Schweden, dass bei ihnen ganze Scharen von Beerenpflückern aus Polen in den Wäldern unterwegs sind. Erhebt sich die Frage, warum Beeren aus den Wäldern von Tschechien, Polen, Schweden, Litauen etc. nicht gleich als solche verkauft werden? Warum sollten sie eigentlich aus den dortigen Wäldern weniger gut sein als aus den unsrigen? Letztlich kommt es schließlich immer darauf an, welche Ansprüche der Konsument an die Pro-

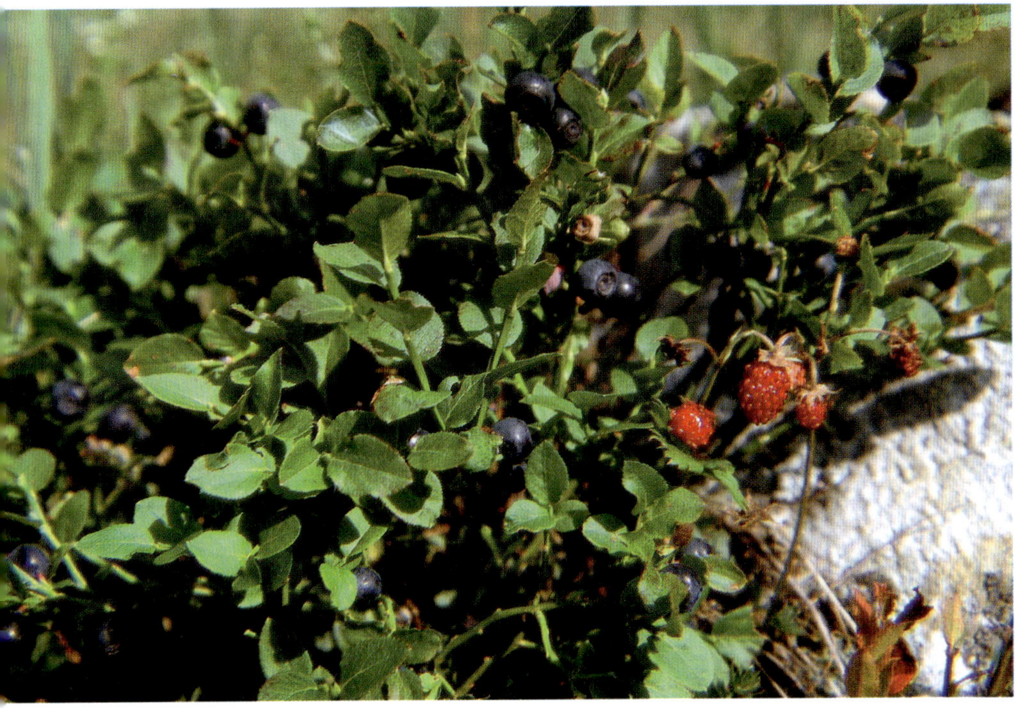

dukte stellt. Unseriöse Geschäfte gibt es immer dort, wo leicht Geld damit zu verdienen ist.

Beim Beerenpflücken sollte man stets achtsam sein, damit man keine „falschen“ erwischt. Die giftige Tollkirsche oder Einbeere ist zwar recht bekannt, aber es können auch andere Arten zwischen essbaren Beeren wachsen, die mehr oder weniger leicht zu verwechseln sind. So gibt es neben der Heidelbeere – die auch Schwarzbeere oder Blaubeere genannt wird – nicht selten die „Nebelbeere“. Oft wachsen diese beiden Arten direkt nebeneinander oder sogar durcheinander. Unterscheiden kann man sie an den Blättern, die eine etwas andere Farbe und Form haben. Außerdem ist die Nebelbeere zwar außen blau wie die Heidelbeere, innen aber hell.

Besonders darauf achten sollte man, wo man hintritt, denn zwischen Beerensträuchern gibt es oft Wespennester. Immer wieder kommt es auch vor, dass Beerenpflücker von einer Schlange gebissen werden. Schlangen werden überhaupt viel zu oft unterschätzt. Durch Bemühungen, Schlangen zu schützen, wird die Gefahr, gebissen zu werden, heruntergespielt und verharmlost. Vielfach herrscht die Meinung vor, eine Schlange beißt nur, wenn man darauf tritt oder sie in die Enge treibt. Aber das ist ganz einfach falsch. Schlangen sind sehr sensible Tiere, sie fühlen sich schon dadurch in die Enge getrieben, dass man

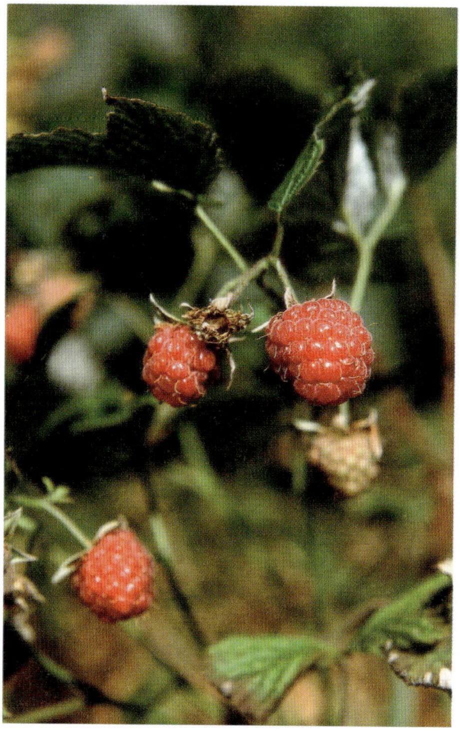
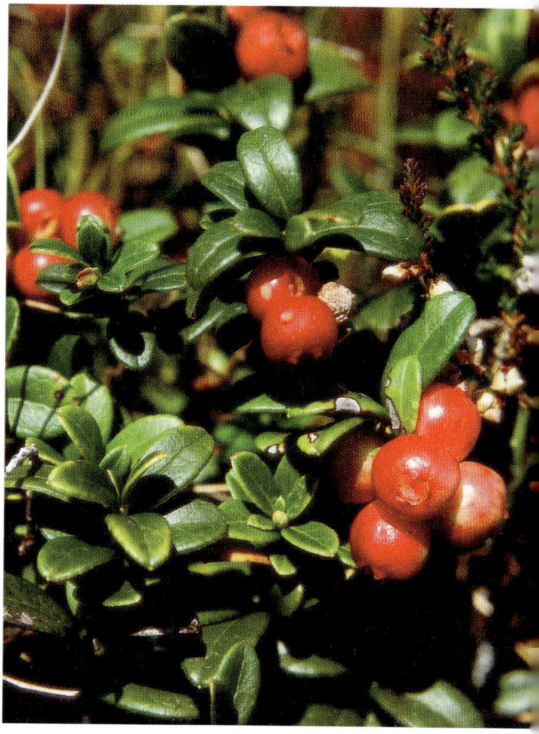

ihnen nahekommt oder durch das Gehen Erschütterungen im Boden auslöst. Auch gewisse Wetterbedingungen spielen eine Rolle. Meistens verkriechen sie sich zwar, wenn man ihnen in die Nähe kommt, es kann aber durchaus auch vorkommen, dass sie aggressiv sind und angreifen. Selbst eine Schlange, die ganz ruhig in der Sonne liegt, kann plötzlich zustoßen. In den letzten Jahren kommt es durch Unachtsamkeit und falsche Vorstellungen wieder vermehrt zu Schlangenbissen, die nicht selten äußerst gefährlich sind. Oft wird auch jemand bei dem Versuch, eine Schlange zu fotografieren, gebissen, weil sie unerwartet zustößt. Schlangen sind unberechenbar und deshalb sollte man immer auf der Hut sein.

Nicht nur wohlschmeckende Beeren kann man am Waldboden finden, sondern auch Pilze. Vorsicht ist auch da geboten, denn einige davon sind sehr giftig. Obwohl das bekannt ist, sterben in Österreich fast jedes Jahr Menschen durch den Genuss von Knollenblätterpilzen. Dabei sind das meistens Leute, die seit Jahren regelmäßig Pilze sammeln und sich eigentlich auskennen. Grundsätzlich sollte man wirklich nur pflücken, was man genau kennt, und keinerlei Risiko eingehen. Auch wenn ein Pilz noch so schön aussieht, kann er giftig sein.

Pflanzen wie Efeu oder Lianen begnügen sich nicht mit dem Waldboden. Sie schlängeln sich an den Baumstämmen hoch bis in den Wipfel. So mancher Baum ist derart von solchen „Schmarotzern“ überwuchert, dass er selber gar nicht mehr richtig existieren kann. Lianen entwickeln lange, ungemein zähe Stränge, die man nur mit einem guten Werkzeug abschneiden kann. Im Spätherbst, wenn bei den Bäumen schon die meisten Blätter abgefallen sind, sind Lianen oft voll mit silbrigen Samen und sehen aus, als ob sie blühen würden.

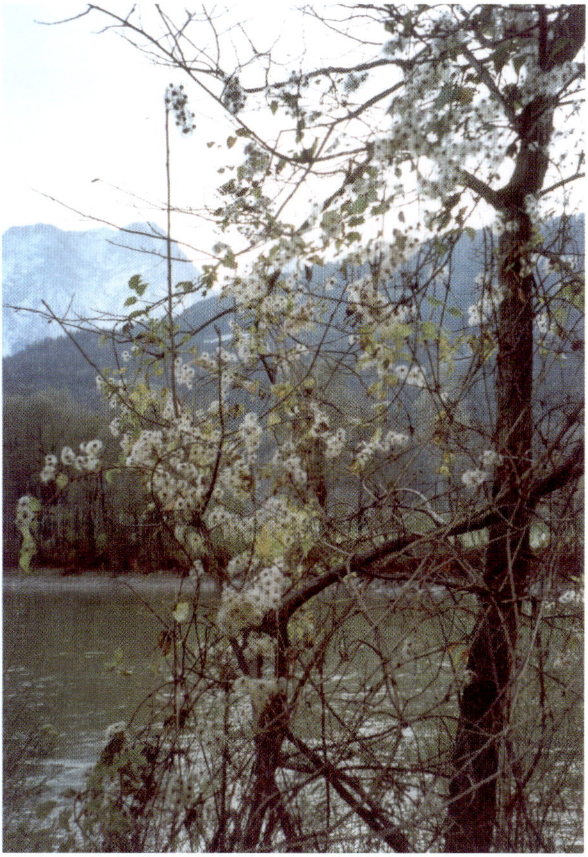

Auwald

Auwälder bilden im Sommer eine fast undurchdringliche Wildnis aus Gebüsch und Grünpflanzen. Offensichtlich wohl fühlt sich in manchen Gebieten darin das „Springkraut“. Dieses rosa oder gelb blühende Kraut wird bis über zwei Meter hoch. Den Namen hat es wohl von seinen Samenknospen, die im Herbst bei geringster Berührung regelrecht explodieren und ihre vielen Samen in die Gegend schießen. Wenn sie reif genug sind, genügt als Auslöser schon ein ganz geringer Lufthauch. Deshalb vermehrt sich dieses Kraut sehr stark und ist nicht mehr auszurotten, wenn es sich einmal irgendwo festgesetzt hat. Beim großen Hochwasser im Jahr 2002 hat an meinem Wohnort Kuchl die Salzach das ganze Gebiet meterhoch überschwemmt. Danach lag im Auwald alles am Boden und war von einer Schlammschicht

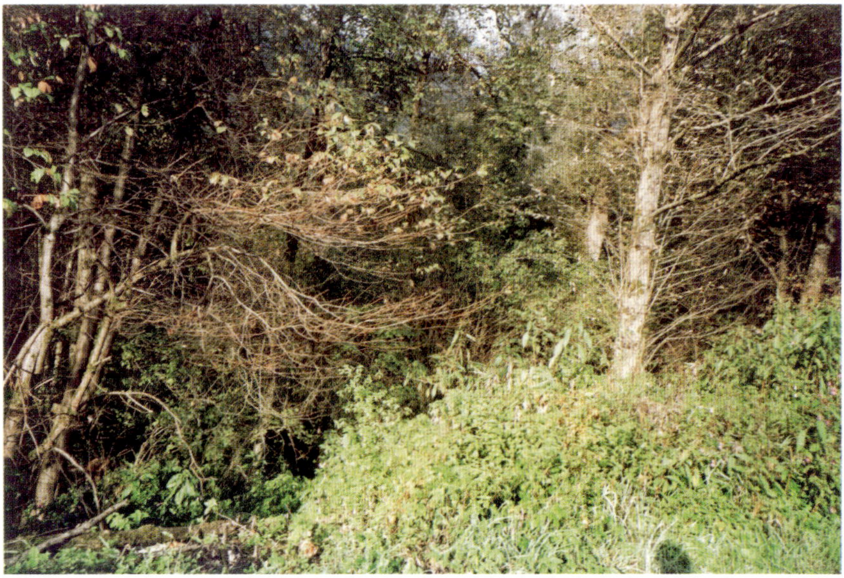

bedeckt. Doch das Springkraut kam schon im selben Jahr wieder und war im Jahr danach stärker als je zuvor.

Auch sonst hat sich die Natur recht schnell wieder erholt. Allerdings bringen solche Ereignisse stets Veränderungen mit sich. So hat sich die Salzach tiefer eingegraben und das Hochwasser hat neben Holz und Abfällen auch neue Pflanzensamen angeschwemmt. Unter anderem ist auf einer ziemlich großen Fläche dichter, sehr kräftiger Farn gewachsen und hat sich seither ausgedehnt, der dort völlig untypisch ist.

Nadel- oder Mischwald

In den heimischen Gebirgswäldern gibt es hauptsächlich Fichten, Tannen, Lärchen und Buchen. Kiefern oder Föhren sind hier nur selten anzutreffen.

Im Nadel- oder Mischwald ist das Unterholz bei weitem nicht so dicht wie im Auwald, man kann also die Stämme der Bäume gut sehen. Gelegentlich findet man an einem Stamm oder Baumstumpf einen *Baumschwamm.* Solche Schwämme können verschiedene Farben und Formen haben. Sie sehen zwar recht robust aus – etwa wie Holz oder sogar wie Stein –, sind aber relativ weich und leicht.

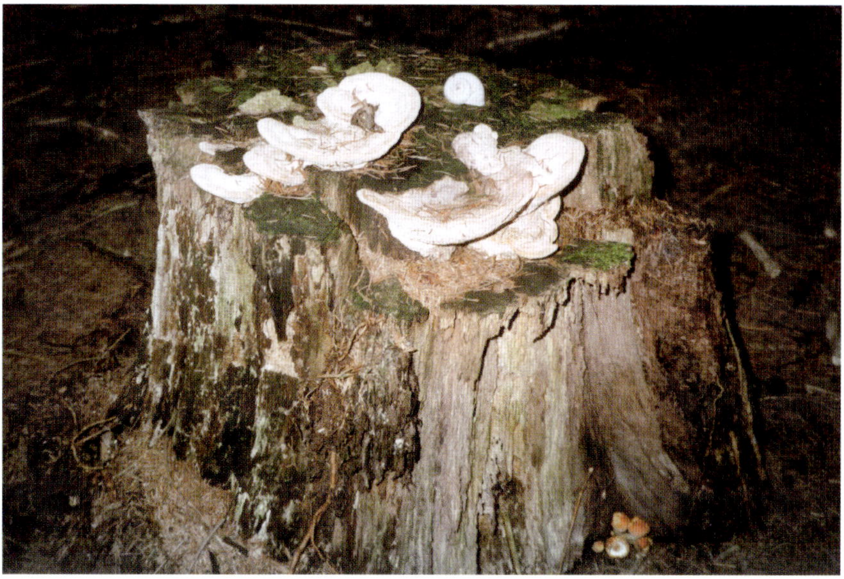

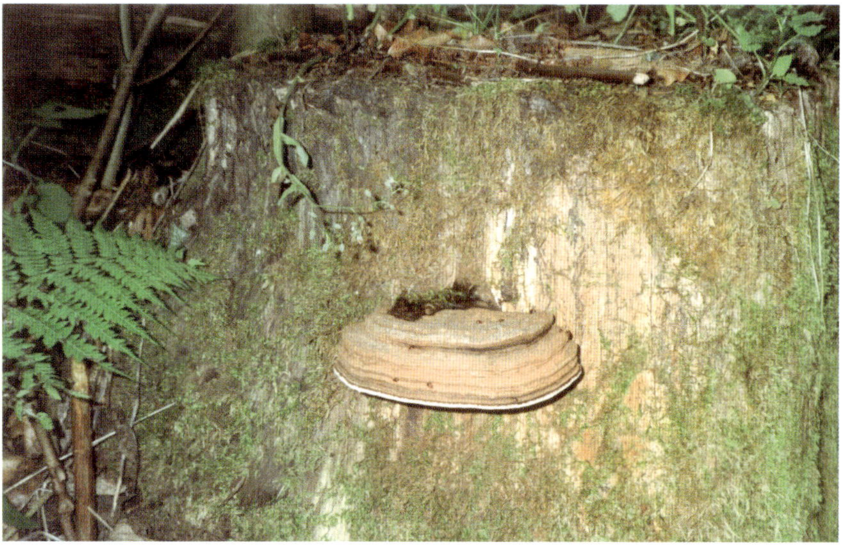

Nur selten wird jemand das Glück haben, auf eine Stechpalme zu stoßen, denn die gibt es in der freien Natur wirklich nur an ganz speziellen Stellen. Diese Pflanze ist das einzige Laubholz in unserer Gegend, das auch im Winter seine Blätter behält. Wahrscheinlich ist das der Grund, weshalb diese Zweige mit den roten Beeren gewissermaßen zu einem „Symbol“ für Weihnachten geworden sind. Man findet sie auf Weihnachtskarten und Weihnachtspapier genauso wie als Weihnachtsdekoration oder Tischschmuck.

Die Blätter der Stechpalme sind dunkelgrün, kräftig und glänzend, so als wären sie mit Wachs überzogen. Und sie haben zahlreiche spitze Stacheln. Diese Stacheln brauchen sie wohl auch, um sich vor den Tieren des Waldes zu schützen, für die grüne Blätter im Winter natürlich ein willkommener Leckerbissen wären.

Als ich einmal mit einer Frau ein Stück durch den Wald spaziert bin, war diese total entsetzt über die vertrockneten Zweige an den hohen Baumstämmen der Fichten. Sie meinte, der Wald sei krank und würde „sterben". Mit dieser Meinung ist sie jedoch nicht allein, denn oft meinen Menschen, diese Zweige wären ein Zeichen für Krankheiten. Es ist jedoch ganz normal, dass bei heranwachsenden Bäumen die unteren Äste vertrocknen und absterben. In einem gesunden Hochwald haben die Stämme bis hoch hinauf keine Äste und nur aus einem solchen Wald kann qualitativ hochwertiges Holz gewonnen werden. Nur bei Bäumen, die relativ frei oder überhaupt allein irgendwo stehen, gehen die grünen Äste manchmal bis auf den Boden herab. Solche Bäume ergeben allerdings keine guten Bretter, sie sind ziemlich wertlos und eignen sich nur als Brennholz.

Früher haben die Bauern unter anderem nach solchen trockenen Ästen auf einem Baum geschaut, wenn sie wissen wollten, wie das Wetter wird. Diese Zweige zeigen je nach Luftfeuchtigkeit mehr nach unten oder mehr nach oben. Manche haben für diesen Zweck auch einen trockenen Zweig irgendwo aufgenagelt gehabt, z. B. an der Stalltüre.

Normal ist auch, dass trockene Nadeln von den Bäumen abfallen, besonders zu gewissen Jahreszeiten. Man könnte das mit dem menschlichen Haar vergleichen. Es gibt zwar leider auch kranke Bäume, aber glücklicherweise ist unser Wald entgegen mancher anderslautender Berichte in gutem Zustand. Vor und während einer Studie, die um die Jahrtausendwende durchgeführt wurde und vier Jahre gedauert hat, wurde viel von „Waldsterben" geredet und ein recht düsteres Bild gezeichnet. Das Ergebnis dieser Studie war, dass der Wald in Österreich durchwegs gesund ist, auch wenn es einige Problemzonen gibt.

Sorgen macht den Waldbesitzern allerdings nach wie vor der *Borkenkäfer*, der immer wieder erhebliche Schäden anrichtet.

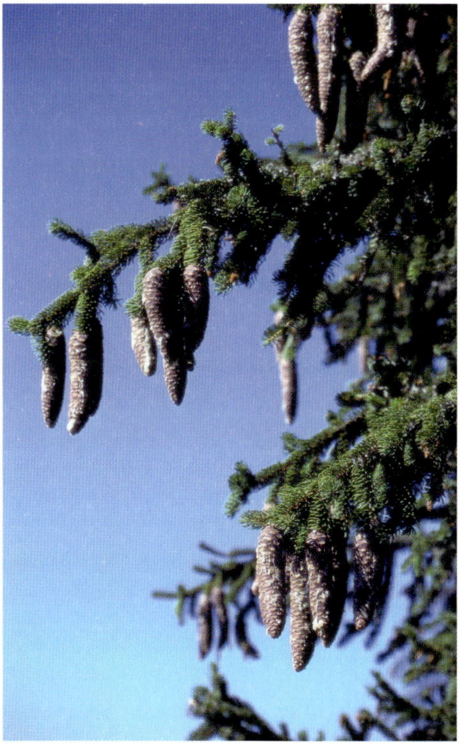

Wer schon einmal mit Fichten, Tannen- oder Lärchenzweigen zu tun hatte, wird vielleicht anschließend *Pech* (Harz) an seinen Händen gehabt haben. An manchen Bäumen fließt dieses Pech direkt am Stamm herunter. Das sieht ähnlich aus wie frischer Honig und es kristallisiert auch so. Es kann durchaus vorkommen, dass Holz in der Sonne nochmals zu „pechen" beginnt, auch wenn es schon älter und längst verbaut ist.

Pech wurde früher in manchen Wäldern richtig „geerntet". Dafür wurde die Baumrinde nach einer speziellen Art eingeschnitten und das herausrinnende Harz aufgefangen. Heute werden chemisch Kunstharze hergestellt, sie finden z. B. Verwendung in verschiedenen Schutzfarben.

Pech ist hochgradig brennbar, und wenn es einmal brennt, kaum noch zu löschen. Deshalb ist im Wald *größte Vorsicht mit offenem Feuer* geboten. Schon ein kleiner Funke kann einen grauenhaften Waldbrand auslösen! Die harzigen Bäume brennen wie riesige Fackeln und sind nicht mehr zu löschen.

Früher wurde Pech unter anderem für Fackeln verwendet. Diese Fackeln eigneten sich allerdings nicht für geschlossene Räume, weil Pech bei der Verbrennung stark raucht und rußt. Vermutlich kommt daher der Ausdruck „pechschwarz". Wer ungewollt mit Pech oder Ruß in Verbindung kommt und dadurch schwarz wird oder kleben bleibt, hat im wahrsten Sinn des Wortes „Pech gehabt".

Pech gehabt hat auch jemand, der sich im Wald verirrt. Das passiert ziemlich oft, selbst bei erfahrenen Schwammerl- oder Beerensuchern, die oft im Wald unterwegs sind. Nicht selten überschätzen sich Leute selbst oder sie unterschätzen die Natur, gegen die der Mensch immer nur ein ganz kleines Würstchen ist.

Wenn man sich tatsächlich einmal verirrt, heißt es vor allem Ruhe bewahren und zu versuchen, sich an irgend etwas zu orientieren. Nur allzu leicht geht man sonst im Kreis, verliert dadurch Zeit und gerät noch leichter in Panik. Der Schluss, wenn ich immer nach unten gehe, komme ich schon heraus, kann im Bergland fatal enden. Es besteht die Gefahr, dabei in einem Graben oder in unwegsamen Gelände zu landen, von wo man nicht mehr vor und nicht mehr zurück kann. Manchmal ist es sogar besser, vorerst einmal ein Stück bergauf zu gehen und sich, wenn möglich, von einer Anhöhe aus einen Überblick zu verschaffen. Wenn es nicht möglich ist, die Richtung nach der Sonne zu bestimmen, kann das Moos an den Bäumen eine Hilfestellung sein. Die Bäume sind stets an der „Wetterseite“ stärker bemoost als gegen Süden oder Osten.

Der Bau von Seilbahnen durch einen geschlossenen Wald bringt immer einen starken Eingriff in die Natur mit sich. Andererseits hat man von nirgends einen so guten Einblick und Überblick über einen Wald wie aus einer Seilbahnkabine oder einem Liftsessel. Von dort aus kann man auch am besten sehen, wie der Wald „blüht“, zumal sich diese Blüten vor allem an den Baumwipfeln bilden. Fichten und Tannen blühen immer nur im Abstand von mehreren Jahren, Lärchen haben fast jedes Jahr einige Blüten, richtig stark blühen sie allerdings auch nur alle paar Jahre. Die Blüten dieser Nadelbäume sind zwar je nach Art in Größe und Dichte unterschiedlich, es sind aber immer rote oder gelbrote Zäpfchen, die am Ende der Blütezeit Unmengen von Blütenstaub verbreiten. In Jahren mit starker Nadelbaumblüte beklagen sich manche Leute über den vielen „Schmutz“ in der Luft, der sich überall ablagert. Tatsächlich ist es Blütenstaub, der vom Wind aus den Wäldern getragen wird. Wenn an schönen Tagen im Spätfrühling der Wind geht, steigen ganze Wolken von Blütenstaub auf, so als ob Rauch oder Nebel aus dem Wald aufsteigen würde.

Der abgeblühte Wald sieht vorerst für eine Weile nicht besonders schön aus. Er wirkt braun und dumpf, fast so, als wäre er müde geworden. Bald aber entwickeln sich frische Zapfen und das Grün kehrt wieder zurück. Die Zapfen stehen bei den Tannen nach oben, bei Fichten hängen sie nach unten und bei den Lärchen stehen sie rund um die biegsamen Zweige. Sie sind vorerst grün oder rötlich und zum Teil so pechig, dass das Harz richtig daran herunterrinnt wie das Wachs an einer Kerze.

Die glatten, geschlossenen „Tannenzapfen“, die am Waldboden verstreut liegen, sind in Wirklichkeit Fichtenzapfen, denn bei den Tannen öffnen sich die Zapfen bereits am Baum.

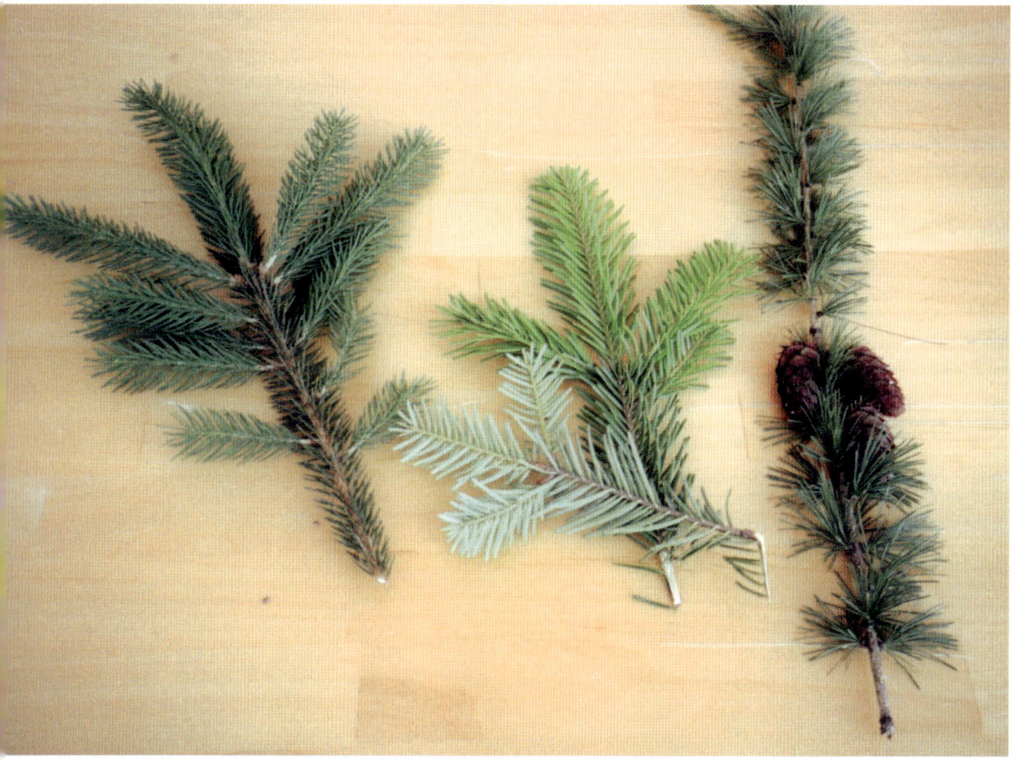

Fichten-, Tannen-, Lärchenzweig

Tannen und Fichten

Diese beiden Bäume werden oft verwechselt, obwohl sie gar nicht so schwer zu unterscheiden sind.

Bei Fichten hängen die rundum dicht mit Nadeln besetzten Zweige eher nach unten. Tannenzweige stehen relativ gerade und haben nur an den Seiten regelmäßige Reihen von Nadeln. Diese sind unten etwas heller als oben. An der Spitze laufen die Zweige großteils aus wie ein Kreuz.

In den heimischen Wäldern ist zwar die Fichte weitaus in der Mehrzahl, in manchen Gebieten gibt es aber auch recht viele Tannen. Wenn man von einer Anhöhe oder eben aus einer Seilbahn auf den Wald schaut, kann man sie durch ihre gerade ausgestreckten Äste gut erkennen. Im Spätherbst bekommen sie zudem einen silbrigen Schimmer und sind besonders gut sichtbar. Die so genannten „Silbertannen“, die in vielen Gärten stehen, sind jedoch mit den nach unten hängenden Zapfen und den dichten Nadeln Fichten.

Die heimische Tanne ist nach wie vor der beliebteste Weihnachtsbaum, auch wenn in den letzten Jahren auf den Weihnachtsmärkten sehr viele *nordische* Tannen verkauft werden. Jedenfalls braucht sich niemand von den in dieser Zeit alle Jahre wieder auftauchenden Schlagwörtern „Baumsterben" oder gar „Baummord" die Freude an seinem Weihnachtsbaum verderben zu lassen. Der Wald nimmt dadurch keinen Schaden, denn Tannen und Fichten werden extra zu diesem Zweck „angebaut", genauso wie Gemüse und andere Produkte auch.

Übrigens werden „nordische" Tannen seit einiger Zeit auch in unseren Wäldern teilweise bei Aufforstungen verwendet. Ob sich diese Baumart in unserem Klima bewährt, wird sich erst in einigen Jahrzehnten zeigen.

Lärche

Lärchen sind eine Ausnahme unter den alpenländischen Bäumen, sie verlieren als einziger Nadelbaum über den Winter ihre Nadeln! Wenn sie sich verfärben und gelb oder braun in der Sonne leuchten, bieten sie einen wunderschönen Anblick. Manche Leute können sich jedoch gar nicht über dieses Farbenspiel

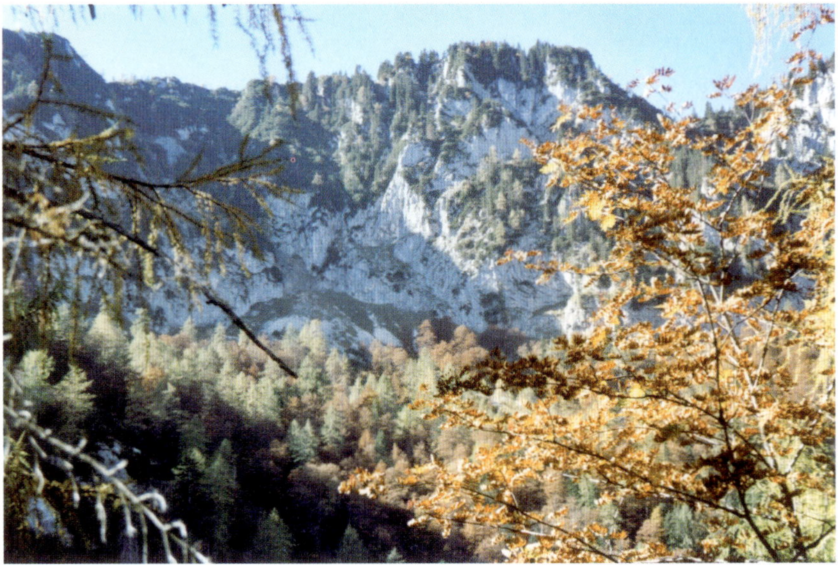

freuen, weil sie meinen, diese Bäume sind krank. In Gebieten mit vielen Touristen werden die Einheimischen immer wieder darauf angesprochen.

Die Lärchennadeln sind oft noch an den Bäumen, wenn bereits Schnee gefallen ist. Dann kann es sein, dass sie bei leichtem Wind sehr schnell abfallen und als gelbbraune Schicht auf dem weißen Schnee liegen bleiben. Im Volksmund heißt es jedoch, die Lärchennadeln müssen *unter* den Schnee, und solange sie noch auf dem Baum sind, bleibt der Schnee nicht liegen. Die neuen Nadeln im Frühjahr sind zartgrün und weich, sie wachsen nicht einzeln wie bei den anderen Bäumen, sondern in Büscheln.

Lärchenholz ist leicht rötlich, von hoher Qualität und vielseitig verwendbar. Es heißt: „Die Tanne im Wasser und die Lärche in der Mauer ist von ewiger Dauer." Tischler oder Zimmerleute, die viel mit Holz zu tun haben, sehen sofort den Unterschied und können zuordnen, aus welcher Gegend ein Baum kommt, denn der Standort (Höhenlage, Klima ...) wirkt sich auf die Entwicklung des Holzes aus.

Besonders geeignet ist Lärchenholz für Dachschindeln. Auch heute noch werden zum Teil Kirchendächer mit Lärchenschindeln eingedeckt, die vor allem aus dem Lungau kommen. Lungauer Lärchen wurden in der Gegend früher auch für die Masten von Stromleitungen verwendet, denn hier in der Gegend standen nicht genug entsprechend Bäume zur Verfügung.

Eibe

Unter den Nadelbäumen, die in unseren Wäldern heimisch sind, ist die Eibe verhältnismäßig selten und auch ziemlich unbeachtet. Gelegentlich wird behauptet, sie sei im Aussterben begriffen, was allerdings nicht stimmt. Die Eibe ist kein Baum, der ganze Wälder bildet, sie behauptet sich aber einzeln gerade in unserem gebirgigen Raum sehr gut. Man muss jedoch schon in einen Wald hineingehen, um sie zu finden, denn wenn sie nicht gerade am Waldrand steht, ist sie von außen nicht erkennbar. Sie ist niedriger als die anderen Nadelbäume, wächst also überwiegend unter dem Wipfeldach dieser, ist aber äußerst widerstandsfähig. Felsiger Boden macht ihr nichts aus, sie krallt sich mit den Wurzeln auch in steinige Böden und schafft es sogar, direkt am brüchigen Fels Fuß zu fassen.

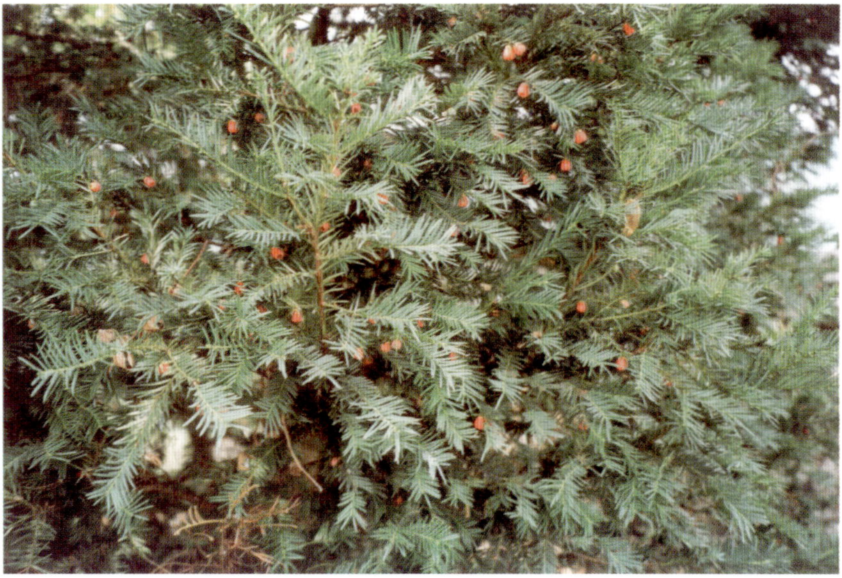

Eiben sind gut zu erkennen. Sie haben eine rötliche, faserige Rinde, einen knorrigen Stamm und unregelmäßige Äste und Zweige. Die Nadeln sind oben dunkelgrün, unten heller und relativ weich. Sie wachsen nicht rundum, sondern wie bei den Tannen nur auf den Seiten der Zweige. Besonders in manchen Jahren bekommen Eiben im Herbst kleine rote, einzeln stehende Beeren.

Verschiedene Eibenarten gibt es oft auch in Parks oder Gärten. Sie sehen dort zwar sehr schön aus, aber: Achtung: Eiben sind stark giftig! Es hieß immer, eine Eibe kann ein Pferd umbringen! Ich habe selber erlebt, wie bei einem Nachbarn zwei Schafe verendet sind, weil sie von den Eibenzweigen gefressen haben, die für den Weihnachtsschmuck vorgesehen waren und im Hof gelegen sind. Wenn man mit Eiben in Berührung kommt, also die Hände waschen und auf keinen Fall die roten Beeren essen, auch wenn sie noch so verlockend aussehen.

Zirbe

Zirben sind besonders widerstandsfähige Gebirgsbäume. Sie wachsen bis in große Höhenlagen hinauf und auch auf felsigem Boden. An der nördlichen Seite der Tauern sind sie eher Einzelgänger, größere Bestände gibt es jedoch im Süden davon.

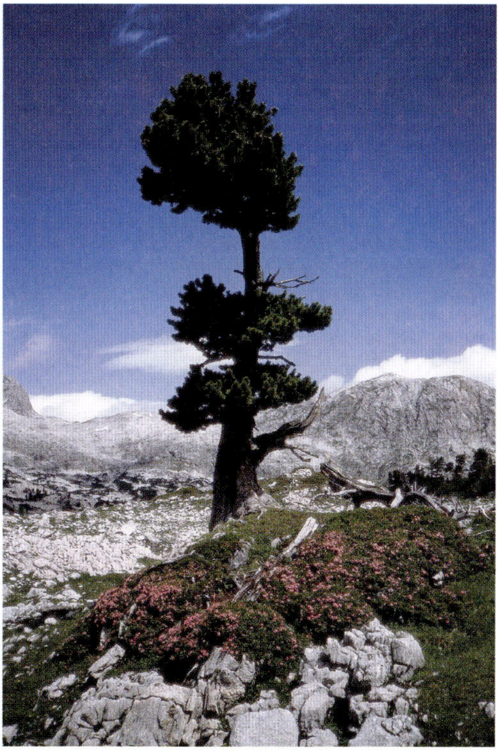

Bei ihrem Ringen ums Überleben auf kargem Boden und bei extremem Klima entwickeln Zirben manchmal ganz erstaunliche Formen. Beim Anblick solch einer verwachsenen Zirbe könnte man unwillkürlich an Olivenbäume denken, die auf den ausgetrockneten Böden in südlichen Ländern ebenfalls erstaunliche Formen entwickeln. Knorrige Zirben bieten für Schnitzer vielseitige Gestaltungsmöglichkeiten, sie beinhalten von Natur aus schon allerlei Figuren, die nur herausgeholt werden müssen.

Wenn Zirben blühen, bekommen sie kleine, nach oben stehende Zäpfchen. Mit diesen Zäpfchen wird der würzige Zirbenschnaps oder Zirbengeist hergestellt. Dabei hat jedoch jeder seine eigene Rezeptur, die natürlich nicht preisgegeben wird. Unter anderem werden die jungen Zäpfchen auseinandergeschnitten und in Schnaps angesetzt.

Buche

Die Buche ist in den heimischen Wäldern der am häufigsten vorkommende Laubbaum. Buchen werden mächtige Bäume, zum Teil mit mehreren Stämmen und einer dichten, ausladenden Krone. Die Rinde ist hellgrau und glatt, das Holz hart und beständig. Die Blüte von Buchen ist jedoch recht unauffällig, die späteren Samen – die „Bucheggerln" – fallen jedoch schon eher auf. In manchen Jahren kann man sie zuhauf auf dem Waldboden finden.

Es ist schwer zu sagen, wann ein Buchenwald schöner ist; im Frühjahr, wenn die hellgrünen und erst sehr zarten Blätter hervorkommen, oder im Herbst, wenn das bunte Laub in der Sonne leuchtet.

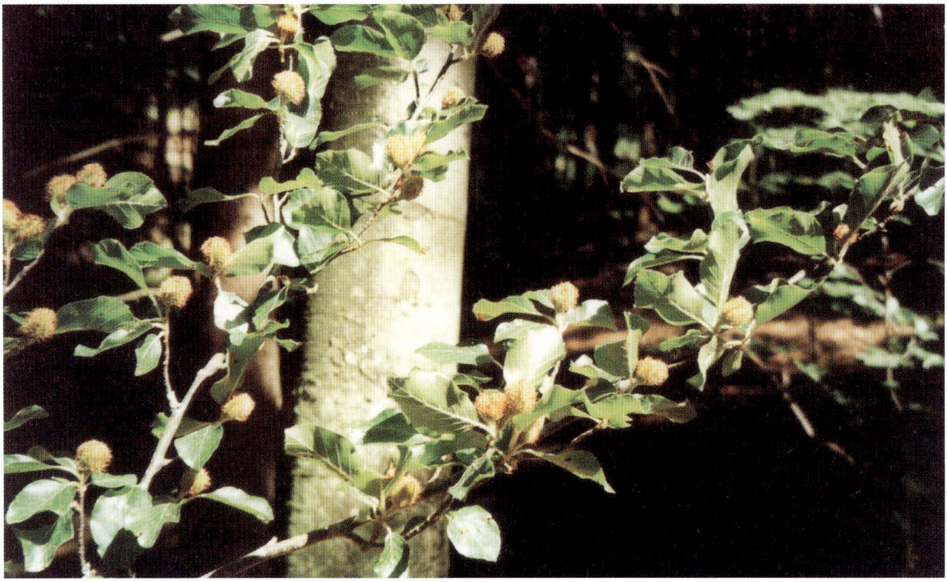

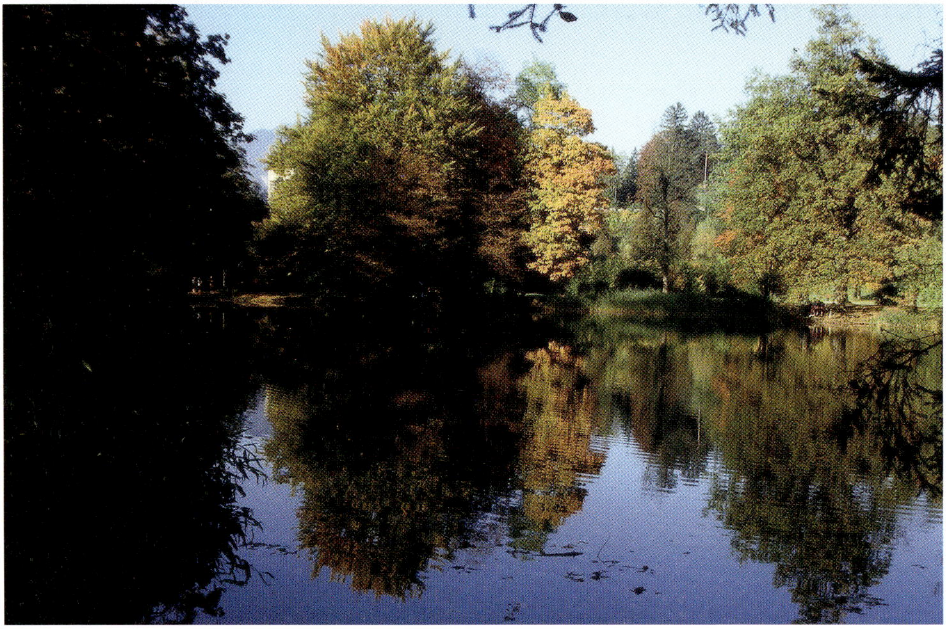

Wenn dieses Laub abgefallen ist, sind wir Kinder auf dem Schulweg immer mit größtem Vergnügen durch die großen, raschelnden Laubhaufen gewatet. Auf den Zweigen sind um diese Zeit schon wieder gut die dünnen Knospen sichtbar, aus denen im Frühling die neuen Blätter sprießen.

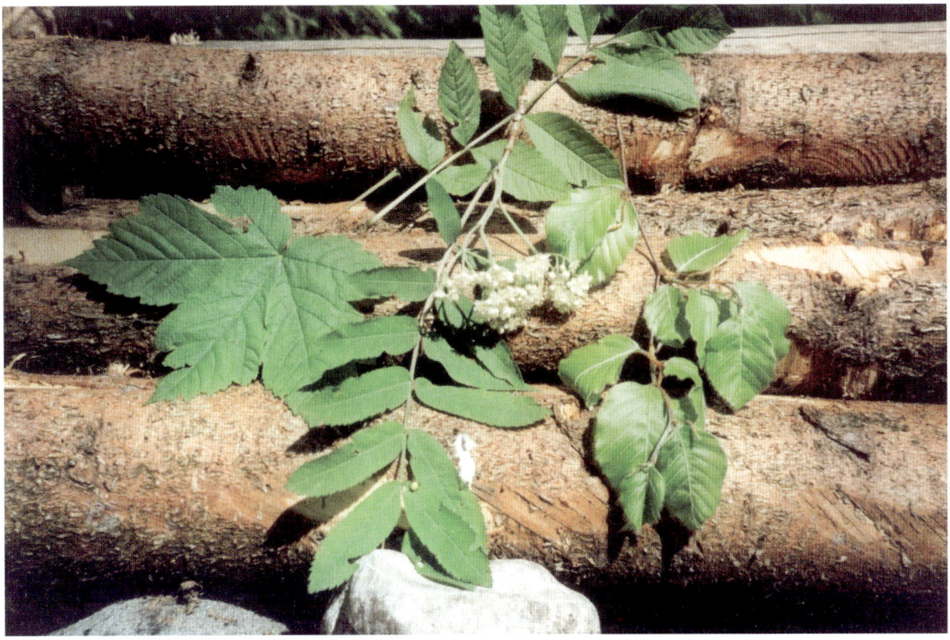

Ahorn-, Eschen-, Buchenblätter

Esche und Ahorn

Esche und Ahorn sind in den Bergwäldern zwar vertreten, aber bei weitem nicht so stark wie die Buche. Diese Bäume stehen aber häufig entlang von Wegen, an Feldrändern, entlang von Bachläufen oder auch an alten Gebäuden. Mit ihren Samen, die der Wind wie Propeller durch die Luft treibt, ist Fortbestand und Vermehrung jederzeit gesichert. Wenn man einen jungen Schößling, der irgendwo aufgeht, erst einmal wachsen lässt, wird er sich sehr bald kräftig festsetzen und seinen Platz beanspruchen.

Wenn wir als Kinder irgendwo ein paar Erdbeeren gefunden haben, haben wir uns aus einem großen Ahornblatt ein Körbchen gemacht und sie damit nach Hause getragen. Man kann mit einem solchen Blatt aber auch Blumenkörbchen machen oder sie für verschiedene Spiele verwenden. Ahornblätter bekommen im Herbst ganz besonders schöne Farben, die von leuchtendem Gelb bis in kräftiges Dunkelrot gehen können.

Eiche

Eichen stehen für Beständigkeit, Festigkeit und lange Lebensdauer. Wer einen robusten Eichentisch oder Schrank in seiner Wohnung hat, kann davon ausgehen, ein Möbelstück fürs Leben zu haben. Ja, es kann gut auch mehrere Generationen überdauern. So manche schwere Eichentür an Kirchen, Klöstern, Befestigungen, Schlössern oder Burgen hat bereits viele Generationen überdauert und Schutz vor Eindringlingen geboten.

In der hiesigen Gegend gibt es zwar freistehend vereinzelt mächtige Eichen, sie sind auch im Mischwald oder an Waldrändern anzutreffen, geschlossene Eichenwälder gibt es aber nicht.

Erle und Ulme

Erlen und Ulmen sind im Gegensatz zur Eiche wenig beständige Hölzer. Sie kommen vor allem in Auwäldern vor, teils als Gebüsch, teils aber auch als mächtige Bäume. Ulmenholz ist besser als *Rüster* bekannt und findet vor allem als Furnierholz und – wie die Erle auch – für den Möbelbau Verwendung. Rüster ist hell und hat eine besonders schöne, ausgeprägte Maserung. Der Bedarf an diesem Holz wird jedoch großteils mit Importen aus den USA abgedeckt, nur ein kleiner Teil kommt aus dem eigenen Land.

Mistelzweige

Auf Laubbäumen wie Erle, Ulme, Ahorn, aber auch auf alten Obstbäumen siedelt sich gerne die Mistel an. Diese zähen Schmarotzer sind im Sommer auf den belaubten Bäumen kaum zu sehen, im kahlen Winterwald fallen die grünen Büschel in den Baumkronen jedoch auf. Meist sind sie aber so hoch oben, dass man nicht herankommt. Nur wenn ein solcher Baum gefällt wird oder durch Wind oder Schnee ein Ast abbricht, kann man diese Mistelzweige aus der Nähe betrachten und sehen, wie sehr sie sich mit ihrem „Wirt“ verwachsen haben. Mistelzweige sind ein beliebter Weihnachtsschmuck, mit dem in manchen Ländern auch verschiedene Traditionen verbunden sind. Sie werden unter anderem über die Eingangstür gehängt und es soll Glück bringen, wenn man sich unter einem solchen Mistelzweig küsst.

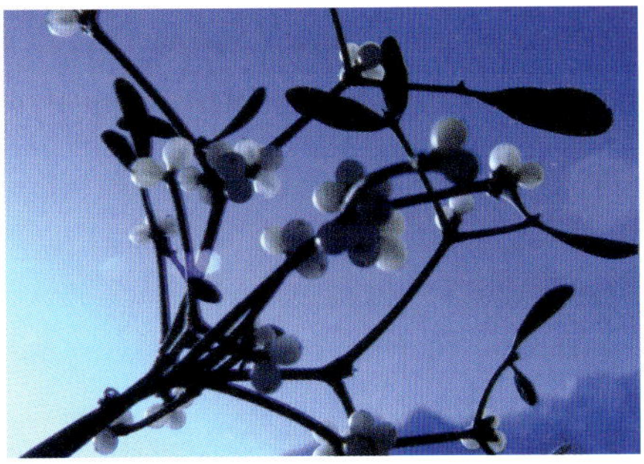

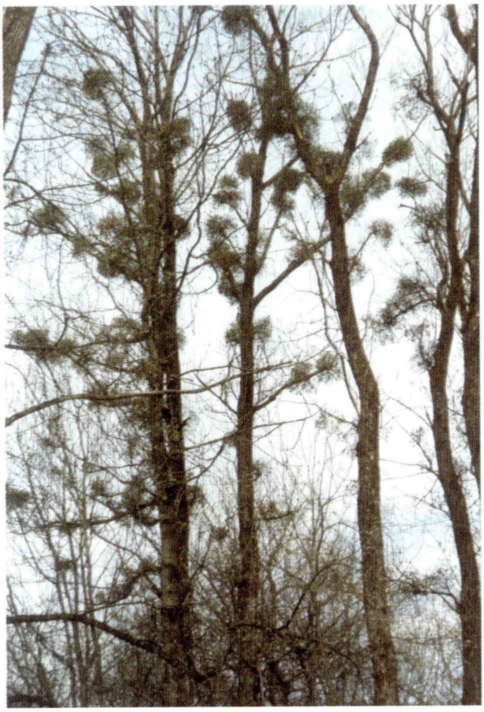

Birke

Die Birke ist ebenfalls in Augebieten und Moorlandschaften anzutreffen, vor allem ist sie aber auf flachem Land, in Heide und Tundragebieten zu Hause. Im Bergland ist sie nicht sehr verbreitet und deshalb mit ihrer weißen Rinde eine kleine Besonderheit. Weil sie schnell wächst, wird sie vermehrt entlang von Straßen oder auf großen Parkplätzen gepflanzt. Dort kann man im Herbst öfters wunderschön gelb gefärbte Birken sehen, die richtig in der Sonne leuchten.

In den 1950er und 1960er Jahren gab es einen starken Trend, Birken in Gärten oder Erholungsflächen anzupflanzen. Für Gärten sind diese Bäume jedoch nicht gut geeignet, weil sie viel zu schnell wachsen und viel zu groß werden. Außerdem sind viele Menschen allergisch auf die Birkenblüte. Die meisten dieser Bäume sind deshalb schon wieder aus den Gärten entfernt worden.

Birken haben eine Besonderheit: Sie sondern einen Saft ab, der vor allem als Haarpflegemittel Verwendung findet. In großen Sumpf- oder Moorgebieten kann Birkensaft sogar lebensrettend sein. Solche Landschaften können zwar ebenso wie große Augebiete faszinierend sein, für den Menschen sind sie aber lebensbedrohlich. Im Sommer gibt es unglaubliche Mückenplagen und es besteht die Gefahr zu verdursten, obwohl man von lauter Wasser umgeben ist. Dieses Wasser ist verseucht, und es zu trinken wäre tödlich. Deshalb haben russische Jäger z. B. auch heute noch ihre alte Methode, Birken anzuzapfen und so Flüssigkeit zum Trinken zu beschaffen.

Wer eine solche Birke in seinem Garten hat, merkt manchmal erst, wieviel Saft sie abgibt, wenn sie schon gefällt ist. Es kann vorkommen, dass sich danach rund um den abgeschnittenen Wurzelstock noch über eine längere Zeit eine richtige Lache bildet.

In unserem Land sind die Wälder für jedermann frei zugänglich. Dieses Recht bringt jedoch auch eine Verantwortung mit sich. Leider scheinen sich manche Leute dieser Verantwortung absolut nicht bewusst zu sein. Es wird alles mögliche in den Wäldern weggeworfen, von Plastikflaschen und Getränkedosen bis hin zum Sperrmüll. Es geht dabei nicht nur um Unachtsamkeit, sondern offenbar auch um Dummheit und verantwortungslose Rücksichtslosigkeit gegenüber Mensch und Natur. Abgesehen davon, dass man damit den Wald an sich schädigt, sollte man auch nie vergessen, dass dieser Wald jemandem gehört. Dort seinen Abfall zu hinterlassen, ist im Grunde nicht anderes, als würde man ihn in einen fremden Garten werfen. Und wer möchte das schon in seinem eigenen Garten haben?

Servitute

Der österreichische Wald ist zum größten Teil Privateigentum. Abgesehen von einigen großen Waldbesitzern gehört er zumeist den Bauern, die daraus einen Teil ihres Erwerbes beziehen. 15 Prozent der Waldfläche und insgesamt 10 Prozent der gesamten Fläche des Landes werden von den österreichischen Bundesforsten bewirtschaftet (Auskunft der BF von Oktober 2006). Diese Fläche beinhaltet neben Wald auch Wasser (Seen, Flüsse …), Almlandschaften etc. und in den Gebirgen ist der größte Teil davon Ödland. Vielfach liegen auf diesen Flächen Servitute, die die Bundesforste zu erfüllen haben. Neben den verschiedenen Wasserrechten gibt es Weiderechte für Bauern. Das bedeutet,

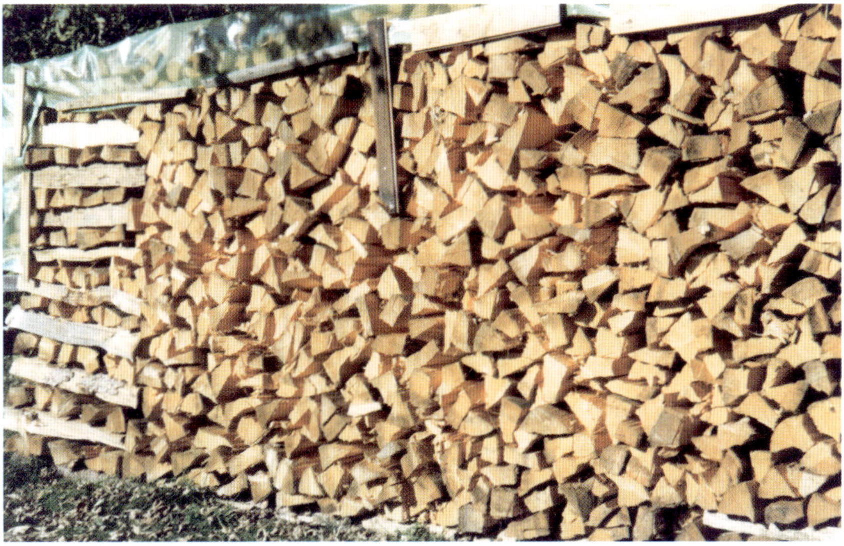

der Inhaber eines solchen Servituts hat das Recht, während der Sommermonate (etwa Mai bis September) eine gewisse Anzahl Vieh auf festgesetzten Wald- oder Almflächen weiden zu lassen.

Für Holz gibt es ebenfalls Servitute, die landläufig „Einförstung" oder „Anförstung" genannt werden und die jeweils zu Bauern oder Häusern gehören, die keinen eigenen Waldbesitz haben. Der Nutznießer kann demnach jedes Jahr eine gewisse Menge Holz aus dem Staatswald beziehen. Das Holz wird vom zuständigen Förster „angezeigt" (gekennzeichnet, welche Bäume gefällt werden dürfen). Das Volumen dieser Rechte ist jeweils verschieden, manche haben zehn Festmeter pro Jahr, andere sogar sechzig, wobei ein Teil davon Nutzholz und ein Teil Brennholz ist. Das Verhältnis ist als Beispiel etwa bei 25 Meter ein Anteil von 3 Meter Nutzholz und 22 Meter Brennholz. Als Brennholz kann „Käferholz", also Bäume, die vom Borkenkäfer geschädigt sind, oder auch Holz von einem Windwurf zugewiesen werden, für Nutzholz steht dem Inhaber des Servituts gutes Bauholz zu.

Für Holz gibt es zwei Maßeinheiten, Festmeter und Raummeter. Brennholz wird üblicherweise auf einen Meter Länge geschnitten, gespalten und gestapelt. So braucht für die Berechnung nur mehr Länge und Höhe eines Stapels gemessen zu werden. Früher wurden dabei öfters allerlei Tricks angewendet, um zusätzlich etwas herauszuholen. War es eigenes Holz, wurde ganz kompakt gestapelt, damit ein möglichst geringes Maß herauskam. Wollte jemand verkaufen, dann wurde so locker wie möglich gestapelt. Bei einem Meter macht das zwar wenig aus, aber wenn es 50 oder mehr Meter sind, kommt doch einiges dabei zusammen.

Nutzholz, das für Bretter oder Bauholz verarbeitet werden kann, wird in Raummeter berechnet. Dafür wird bei einem Bloch die Länge und in der Mitte der Durchmesser gemessen und dann der Inhalt ausgerechnet. Bloch nennt man Baumstämme, die bereits von Ästen und eventuell auch schon von der Rinde befreit und in eine gewisse Länge geschnitten sind.

Als Kind habe ich viele solche Blochrechnungen machen müssen, denn mein Vater war Holzknecht und sein Arbeitgeber war Holzhändler und zugleich Besitzer des kleinen Bauernhofes, auf dem ich aufgewachsen bin und zu dem auch Wald gehörte. Für geläufige Maße gab es zwar eine Tabelle im „Bauernkalender", aber sobald ein Bloch einen anderen Durchmesser oder eine andere Länge hatte, musste gerechnet werden. Immerhin habe ich dadurch gut multiplizieren und addieren gelernt.

Die Servitute für Holz stammen nach Auskunft der Bundesforste etwa aus der Zeit 1750/1760. Damals bestand Regulierungsbedarf, weil viel zu viel Wald geschlägert wurde. Allein um den Bedarf der Salinen zu decken, wurden riesige Waldflächen abgeholzt.

Die Holzservitute haben in unserer Zeit nicht mehr die Bedeutung von früher. Nicht zuletzt schon aus dem Grund, weil viele gar nicht mehr in der Lage sind, sich ihr Holz selbst zu schlagen und aus dem Wald zu holen. Manche haben sich deshalb ihr Recht von den Bundesforsten ablösen lassen, viele nehmen es aber nach wie von in der vorgesehenen Weise wahr. Das Servitut muss nicht jedes Jahr entnommen werden, man kann auch mehrere Jahre zusammenkommen lassen. Wer das Holz nicht für den Eigenbedarf benötigt, kann es verkaufen und hat dadurch eine gesicherte Nebeneinnahme.

Gesichert ist auch, dass unsere Wälder weiterhin ein Garant für klares Wasser und gute Luft sind, und dass wir uns auch sonst weiter daran erfreuen können. Immer wieder durch Medienberichte geschürte Ängste, gewisse Gebiete könnten wegen privater Interessen nicht mehr zugänglich sein, sind meistens unbegründet. Gefahr erwächst eher dadurch, wenn Schifahrer, Radfahrer, Wanderer, Beerenpflücker oder Schwammerlsucher sich nicht an die gebotenen Regeln halten. Wenn wir uns so verhalten, dass Natur und fremder Besitz nicht gestört oder beschädigt werden, können wir den Wald auch weiterhin zu jeder Jahreszeit genießen. Im Frühling, wenn die Bäume grün werden und es auf dem Waldboden jede Menge von Blumen gibt. An heißen Sommertagen, an denen die schattige Kühle des Waldes eine Wohltat ist. Im Herbst, wenn die bunten Blätter in der Sonne leuchten oder Nebelschleier eine geradezu mystische Stimmung schaffen. Und sogar im Winter, wenn die Bäume kahl sind und man ihre wirkliche Gestalt erst so richtig erkennen kann. Selbst da kann man noch allerlei Überraschungen erleben.

Ich bin einmal an einem Wintertag durch die nahe Salzachau gegangen, da lagen auf einmal Unmengen von winzigen schwarzen Punkten auf dem frischen Schnee, so als ob jemand Sand ausgestreut hätte. Bei genauerem Hinsehen entpuppten sich diese Pünktchen als lauter Samen. Prompt waren auch ganze Scharen von Vögeln in der Nähe, und mir wurde klar, warum sie eher selten an unsere Futterhäuschen kommen. Sie finden im Wald alles, was sie brauchen.

Holz auf allen unseren Wegen

Eigentlich haben wir ja ein Stück Wald immer um uns, denn es gibt kaum einen Platz, wo nicht Gegenstände aus Holz vorhanden sind. Holz begleitet uns durch das ganze Leben, ja man könnte in dem Zusammenhang tatsächlich den abgedroschenen Begriff „von der Wiege bis zum Grabe“ gebrauchen. Selbst in unserem Zeitalter der Kunststoffe werden Babys noch in eine hölzerne Wiege gelegt, und der letzte Ruheplatz eines Menschen ist in der Regel ein hölzerner Sarg.

Vieles, das früher aus Holz war, wird heute freilich aus anderen Materialien hergestellt. Das gilt vor allem für Leitungen. Der Bau von Soleleitungen aus Holzrohren brachte sogar einmal einen richtigen Strukturwandel in Salzbergbau mit sich. Bevor es diese Leitungen gab, wurde z. B. in Berchtesgaden die Salzsole mit Eimern befördert. Die Träger hatten eine Stange mit Eimern an den beiden Seiten über der Schulter, so wie wir es heute noch von Bildern aus Entwicklungsländern kennen. Nach der Fertigstellung der Soleleitungen wurden viele Arbeiter arbeitslos, was sich in der Region fatal ausgewirkt hat.

Fast ausgestorben ist auch der Beruf der *Küfer*, weil bei uns kaum noch Geschirr aus Holz gefertigt wird. Früher waren im Alltag viele Holzgefäße im Gebrauch, wie z. B. Schaff, Sechter (Gefäß zum Melken), Wasserbutschen, Fässer für Salz, Fleisch, Sauerkraut und natürlich Bier. Das Fass zum Butterrühren war ebenfalls aus Holz. Das alles gibt es heute kaum mehr. Obwohl im Weinbau ebenfalls Kunststoff und Metall eingezogen ist, lagern immer noch riesige Holzfässer in den Kellern und werden von vielen Winzern geschätzt. Manche dieser Fässer haben schon Generationen gedient. Zum Teil werden solche Fässer – verziert mit Schnitzereien und entsprechenden Widmungen – zu bestimmten Anlässen verschenkt. Da liegt so manches Kunstwerke in den Kellern, auf das die Besitzer zu Recht stolz sind.

Für *Künstler* ist Holz immer schon ein faszinierender Werkstoff, aus dem sie mit Geschick die unterschiedlichsten Gegenstände fertigen. Ihren Werken begegnen wir in Kirchen und Schlössern, in Museen und auf alltäglichen Wegen in der ganzen Welt. Nicht nur die „Großen" unter ihnen schaffen wunderbare Gegenstände aus Holz, auch einfache Wurzelschnitzer oder Herrgottsschnitzer aus den Bergen wissen mit diesem Material umzugehen, ebenso sowie Künstler in den Tropen, die wahre Meister in feinsten Schnitzarbeiten sind.

Neben dem Küfer war früher der *Wagner* ein ganz wichtiges Holzgewerbe. Von ihm wurden landwirtschaftliche Geräte wie Egge und Pflug sowie Schlitten, Wagen. Kutschen etc. hergestellt. Auch die Räder der Wagen hat der Wagner selbst gemacht. Er arbeitete eng mit dem Schmied zusammen, der die Gegenstände mit den nötigen Eisenteilen versehen oder „beschlagen" hat. Dafür brauchte der *Schmied* allerdings wiederum viel Holz, nämlich Holzkohle für das Feuer, an dem das Eisen geformt wurde. Die Holzkohle wurde vom *Köhler* direkt im Wald in großen „Meilern" gebrannt. In vielen Gebieten erinnert noch der Name „Kohlstatt" daran. Der Schmied hat heute zwar kein Kohlenfeuer mehr, dafür ist uns die Holzkohle bestens als Brennstoff zum Grillen bekannt.

Auch wer nicht einen Holzberuf wie *Tischler, Drechsler* oder *Zimmerer* ausübt, nimmt täglich oftmals Holz in die Hand. Fast jedes Werkzeug hat einen Stiel aus Holz. Der Kochlöffel und ein gutes Schneidebrett ist in der Küche genauso unentbehrlich wie der Bleistift in Schule oder Büro, und Möbel, Türen, Stiegen und Böden sind ebenfalls vorwiegend aus Holz. Nicht zu vergessen das viele Papier, das wir verschreiben und für das Holz den Grundstoff bildet.

Holz ist ein Baustoff, der Wärme vermittelt und der in verschiedenster Weise verarbeitet werden kann. Komplizierteste Dachkonstruktionen werden und wurden daraus genauso gebaut wie Brücken.

Gitarre, Harfe, Zitter, Hackbrett, Geige, Flöte, Klarinette und viele andere Musikinstrumente sind aus Holz gebaut. Kleine Kinder spielen begeistert mit Holzklötzen und anderem Holzspielzeug. Wenn etwas gut ausgehen soll, dann heißt es, man sollte „auf Holz klopfen" und für manche ist das Holz einer Bühne „Bretter, die die Welt bedeuten".

Ein „Brett vor dem Kopf" sollte jedoch keiner haben, und wenn jemand „auf dem Holzweg" ist, ist er normalerweise falsch dran. Es sei denn in meinem Wohnort Kuchl, wo es neben einer Berufschule für Holzberufe auch ein „Holztechnikum" mit Fachschule, HTL und Fachhochschule gibt. Für Absolventen dieser Schulen ist der hier eingeschlagene „Holzweg" ein erfolgreicher Weg, der sie zum Teil in die ganze Welt geführt hat.

An vielen unseren Wegen stehen Holzbänke. Zum Teil neu und frisch gestrichen, zum Teil aber schon alt, verblichen und halb zerfallen. Wenn irgend möglich, sollte man sich öfter etwas Zeit nehmen, sich auf eine dieser Bänke zu setzen und in die Natur zu schauen. Dabei kann man Ruhe und Kraft schöpfen und dann wieder neu ans Werk gehen.

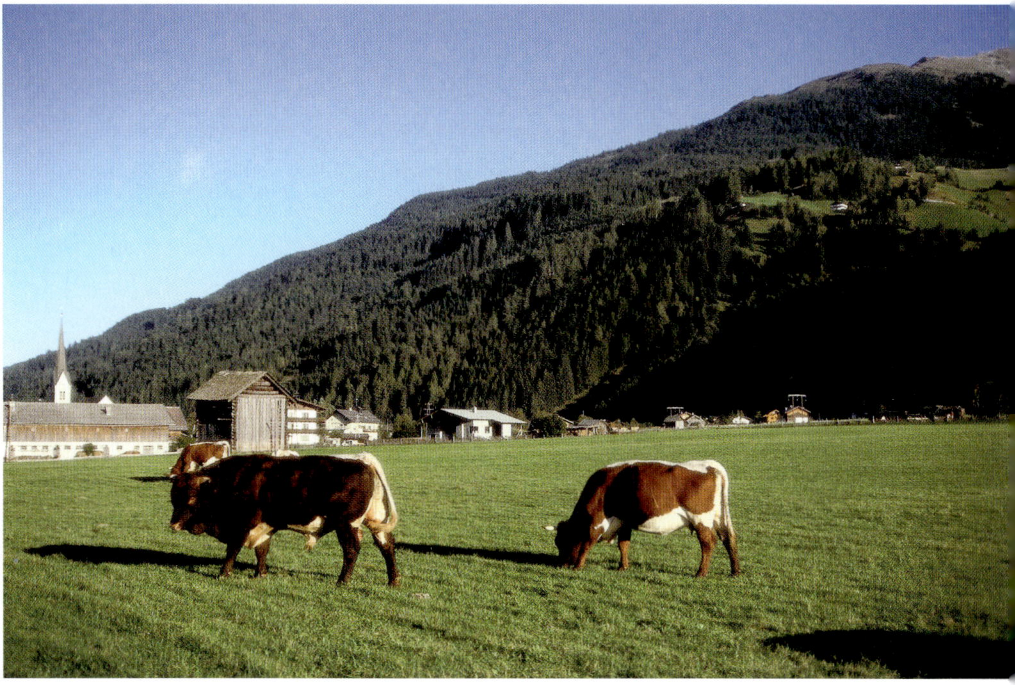

Tiergeschichten

Betrachtungen über die Natur wären nicht komplett, wenn dabei die Tiere nicht zur Sprache kämen. Bei der Vielzahl der Tiere in Wald, Feld und Gewässer ist es natürlich nicht möglich, auf alle einzugehen. Daher seien nur einige erwähnt, die uns am ehesten begegnen.

Vögel wagen sich am meisten in die Nähe von Menschen. Sie kommen ans Futterhäuschen, brüten in allen möglichen Nischen und unter den Dächern von Häusern und machen sich auch sonst manches zunutze. Im Frühling freut man sich über die ersten *Stare*, wenn sie in ihrem blauschwarzen Gefieder in den Grünanlagen nach Insekten, Käfern und Würmern picken. In den klimatisch etwas milderen Gebieten, wo sie im späteren Sommer und Herbst in großen Scharen auftreten, rufen sie alles eher als Freude hervor, weil sie in Obst- und Weingärten beträchtlichen Schaden anrichten.

Die *Amseln* bleiben auch über den Winter, richtig aktiv werden sie aber erst wieder im Frühling. Besonders in der Dämmerung ist ihr kräftiges Singen zu hören. Dabei sind sie so beständig, dass man die Uhr nach ihnen stellen könnte. Singen können die *Spatzen* zwar nicht, aber Lärm machen sie viel, außerdem fressen sie den Salat im Garten genauso weg wie sämtliche Samen, die gesät und nicht sogleich vor ihnen geschützt worden sind.

Der *Specht* ist seltener zu sehen als zu hören. Nicht immer kann man ihn ausfindig machen, wenn sein Klopfen auf einem Baum zu hören ist.

Bei den *Meisen* haben auch die kleinen Arten einen kräftigen Gesang. Wenn sie in der Nähe züchten, kann man zu gewissen Tageszeiten beobachten, wie sie mit ihren Jungen „Flugstunden" abhalten. Man braucht nur auf das lebhafte Gezwitscher zu achten, das die ganze Familie dabei von sich gibt.

Wenn ein kleiner Vogel flink an Baumstämmen hinauf und hinunter saust, dann kann man sicher sein, dass es ein *Kleiber* ist. Er kann das ganz besonders gut.

Vögel reagieren stark auf Veränderung der Wetterlage.

Tauchen im Garten auffällig viele *Finken* und Meisen auf, ist das meist ein Zeichen dafür, dass es einen Kälteeinbruch mit Schnee gibt.

Die *Elster* macht sich durch ihr lautes Kreischen bemerkbar, wenn man in ihr Revier eindringt. Sie selber ist allerdings ordentlich frech. Es heißt, sie geht besonders auf glänzende Gegenstände, und sie soll auch schon wertvolle Schmuckgegenstände gestohlen haben. Deshalb der Ausdruck „diebische Elster“. Was auch immer an diesen Geschichten stimmen mag und was daran erfunden ist, sie ist jedenfalls in gewisser Weise ein „Wächter“, weil sie durch ihr Kreischen andere Tiere auf ungewöhnliche Bewegungen im Wald aufmerksam macht.

Um Vögel genauer kennenzulernen sollte man auf Farbe, Größe, Flugverhalten und auf die Umgebung achten, in der man ihnen begegnet, dann kann man sie zu Hause mit einem guten Vogelhandbuch recht gut bestimmen.

Fledermäuse

Die Fledermaus ist zwar kein Vogel, man kann sie aber bei Einbruch der Dämmerung ums Haus fliegen sehen. Es heißt zwar oft, es gäbe kaum mehr Fledermäuse, weil in dicht besiedeltem Gebiet kaum welche zu sehen sind. Das hat jedoch vor allem damit zu tun, dass diese Tiere die Dunkelheit bevorzugen und beleuchtete Orte meiden. Tagsüber hängen sie mit dem Kopf nach unten irgendwo in einem Gebälk, unter einem Dach oder einer Höhle, erst in der Dämmerung gehen sie auf Jagd.

Früher hieß es immer, man sollte sich vor Fledermäusen in Acht nehmen. Sie könnten auch angreifen und vor allem fliegen sie gerne bei Frauen in die Haare. Es ist aber auch ein recht unheimliches Gefühl, wenn einem ein solches Tier knapp über den Kopf fliegt. Meiner Mutter war das immer besonders unangenehm. Als ihr abends auf dem Weg vom Stall zum Haus wieder einmal eine Fledermaus ganz nahe über den Kopf flog, schlug sie mit ihrer Schürze danach, die sie gerade in der Hand hatte. Umso erschrockener war sie dann aber, als die Fledermaus tot herunterfiel. Es hieß nämlich auch, eine Fledermaus zu erschlagen bedeutet Unglück.

Wiesel und Marder

Wiesel sind unglaublich flinke und wendige Tiere, der Ausdruck „wieselflink“ ist also wirklich treffend. Sie sind auch total verspielt. Einmal habe ich eines in unserem Garten beobachtet, das hat sich besonders für die Schaukel interessiert. Es ist einmal hier, einmal dort um die Stange herumgehuscht, ist einmal unter dem Brett durch gesaust und hat sich dann wieder aufgerichtet, um oben drüber zu schauen. Sehr oft bekommt man ein Wiesel allerdings nicht zu sehen, es sind sehr scheue Tiere. Wenn sie Menschen ohne Scheu entgegenkommen, sollte man auf jeden Fall Abstand halten, denn dann ist das ein Zeichen von Krankheit.

Öfter als das Wiesel selbst kann man Spuren davon sehen. Wir hatten einen Keller, der in den Berg gegraben war. Dorthin kam öfter einmal ein Wiesel. Es kam vor, dass irgendwo zwischen Milch und Butter Zweige oder kleine Steinchen lagen, und außerdem war offensichtlich, das sich jemand an der Rahmschüssel gütlich getan hatte. Es hieß aber, über ein Wiesel darf man nicht schimpfen, selbst wenn es Schaden anrichtet, denn sonst treibt es einem böse Possen.

Im Winter verfärbt sich das braune Fell der Wiesel weiß, sodass es gut vor Feinden geschützt ist. Es heißt, solange die Wiesel noch braun sind, wird der Schnee nicht liegen bleiben, sind sie aber schon weiß, kann man mit baldigem Wintereinbruch rechnen.

Der *Marder* ist zwar ebenfalls nur selten zu sehen, er hat sich aber an menschliche Siedlungen gewöhnt und ist sogar mitten in den Städten zu finden. Er ist ein Nachttier und treibt allerhand Unwesen. Besonders Autos haben es ihm angetan. Oft kann man seine Spuren auf Motorhauben, Dach und Scheiben entdecken. Solche Spuren können zwar auch von einer Katze sein, sind aber insofern zu unterscheiden, dass sie vorne leicht spitz sind. Katzen liegen zwar gern auf einem warmen Auto, richten aber keinen Schaden an. Marder richten jedoch viel Schaden an Autos an und beschwören auch Gefahren herauf, weil sie es nicht nur auf Isolierungen und Scheibenwischer, sondern besonders auch auf Kabel und auf Wasser-und Bremsschläuche abgesehen haben. Mittel, die Mardern den Appetit auf Autoteile verderben, wurden bis jetzt noch nicht wirklich gefunden, obwohl es manche schon mit WC-Spüler, andere mit Hundehaaren, wieder andere mit einem Holzgitter unter dem Auto oder mit anderen Mitteln versucht haben.

Marder sind hervorragende Kletterer. Im Winter kann man oft ihre Spuren verfolgen, die an einem Gebäude enden und am Dach wieder weitergehen. Sie schaffen es sogar, direkt an einer Mauer hochzuklettern. Ein unerklärliches Geräusch auf einem Dachboden kann durchaus von einem Marder oder einem Siebenschläfer stammen. Letztere nisten sich auch gerne in Zwischenräumen ein und können in Isolierungen von Häusern erheblichen Schaden anrichten.

Obwohl wir in einer geschlossenen Siedlung wohnen, haben sich Marder die Gegend als Standort ausgesucht. Einen Tag nach dem Hochwasser im August 2002, als die ganze Siedlung unter Wasser stand, ist einer sogar zur Mittagszeit offenbar ziemlich verwirrt durch den Garten geschlichen, obwohl mehrere Leute da waren.

Hin und wieder kann einem Marder seine eigene Frechheit zum Verhängnis werden. Als einmal einer meiner Enkel den Deckel der Mülltonne geöffnet hat, ist plötzlich ein Marder herausgesprungen. Er hat es offenbar geschafft, von außen in die Tonne hineinzukommen, um dort nach Fressbarem zu suchen, aber von innen hat er den Deckel nicht mehr aufbekommen.

Wild

Um Gämsen zu Gesicht zu bekommen, muss man schon hinauf in die Berge gehen. Hirsche sind am ehesten in den Abendstunden und am frühen Morgen zu sehen, doch da muss man Kenntnis ihrer Lebensgewohnheiten und auch einiges Glück haben. Rehe hingegen kann man gar nicht selten von der Straße aus in der Nähe von Waldrändern äsen sehen. In manchen Gebieten sind besonders im Frühling, wenn Gras und Getreide noch niedrig ist, zahlreiche Hasen und auch Fasane zu beobachten. Wenn man allerdings – so wie ich als Kind – in einer Gegend lebt, wo sich „Fuchs und Hase gute Nacht sagen“, dann gehören diese Tiere zum alltäglichen Leben. Rehe haben wir auf dem Schulweg oft gesehen, sie sind auch ganz nahe zum Haus gekommen. Die Gämsen konnten wir in den direkt gegenüberliegenden Felsen beobachten. Ein Hirsch hat im Herbst einmal seinen Brunftschrei direkt vor dem Küchenfenster losgelassen, als wir gerade dabei waren, den Rosenkranz zu beten, wie es am Samstag üblich war. Mein Vater hat das Fenster aufgemacht und den

Hund hinausgelassen, damit er den Hirsch vertreibt. Hirsche haben gerade im Herbst stets auch manchen Schaden angerichtet, indem sie z. B. die Krautköpfe angefressen und alles niedergetreten oder umgegraben haben. Im Sommer kam es manchmal vor, dass sie sogar tagsüber heraus in die Ötz (Viehweide) kamen und direkt zwischen den Kühen geäst haben.

Mit dem Fuchs haben wir Jahr für Jahr einen dauernden Kampf um unsere Hühner geführt. Wir hatten immer so etwa ein Dutzend Hühner, und obwohl jedes Jahr Küken dazugekommen sind und nur ab und zu eine alte Henne geschlachtet wurde, gelang es kaum, diese Zahl zu halten. Neben dem Fuchs hat nämlich jedes Jahr auch der Geier (Habicht) einige Hühner geholt, auch wenn wir noch so gut Acht gegeben haben.

In einem Jahr hatten wir einen besonders aufmerksamen Hahn, der recht gut auf seine Hühner geachtet und immer gleich großen Lärm geschlagen hat, wenn ein Fuchs oder Habicht in ihre Nähe kam. Dadurch wurden sowohl der Hund als auch wir selber alarmiert und so waren schon einige Hennen davongekommen, auch wenn sie eine Menge Federn dabei hatten lassen müssen. Eines Tages gab es wieder großen Lärm und danach stellten wir fest, es fehlte der Hahn. Im tiefen Gras war deutlich zu sehen, welchen Weg der Fuchs mit dem Hahn zum Wald hinunter genommen hatte. Normalerweise hielten wir den Hund zurück, wenn er einem Wild folgen wollte, damit er nicht zu wildern beginnt. Diesmal aber haben wir ihn auf die Fährte gehetzt und gleich darauf hörten wir aus dem wilden Gekläffe, dass es offenbar einen heftigen Kampf gab. Bald war es wieder still, aber der Hund kam nicht zurück, soviel wir ihn auch gerufen haben. Nach einer halben Stunde dachten wir schon, er ist vielleicht schwer verletzt oder gar tot, und waren nahe daran, ihn suchen zu gehen, da kam er aus einer ganz anderen Richtung zusammen mit dem Hahn dahergetrottet. Der Hahn hatte nur mehr ganz wenige Federn, blutete stark und knickte beim Gehen dauernd ein. Der Hund blutete ebenfalls aus mehreren Biss- und Kratzwunden, aber offenbar hatte auch der Fuchs einiges abbekommen. Jedenfalls hat er in diesem Sommer keine Henne mehr geholt. Der Hahn war nicht mehr zu retten. Ich musste ihn am nächsten Tag in einem Korb zum Nachbarn hinauftragen, weil er sonst elendiglich verendet wäre. Meine Vater kam ja die ganze Woche nicht nach Hause und meine Mutter hätte es nicht fertig gebracht, ihn von seinen Leiden zu erlösen. Die Hühnersuppe hat uns aber lange nicht so geschmeckt wie sonst, obwohl es ohnehin nur sehr selten Fleisch gab.

Hase und Igel

Hasen vermehren sich sehr schnell und häufig, es gibt sie praktisch überall. Im Bergland sind sie jedoch nicht so leicht zu sehen wie auf weiten, flachen Ebenen. Wenn im Winter eingepackte oder mit Kalk bestrichene Obstbäume zu sehen sind, dient das dazu, um sie vor Hasen (und mancherorts auch vor Rehen) zu schützen, weil diese sonst die Rinde abschälen.

Igel sieht man leider oft überfahren auf Straßen, das ist aber auch ein Beweis dafür, dass es recht viele davon gibt. Im Frühsommer kann man Igeln mit sieben, acht oder sogar mehr Jungen begegnen. Sie kommen durchaus auch in die Gärten, und wenn sie einen passenden Unterschlupf finden, überwintern oder züchten sie auch dort. Tagsüber sind sie zwar nicht zu sehen, aber wenn man in der Dunkelheit etwas rascheln und schmatzen hört, kann man davon ausgehen, dass es ein Igel ist. Mit einer Taschenlampe kann man sich Gewissheit verschaffen, aber man sollte die Tiere nicht zu lange anleuchten und sie in Ruhe lassen.

Die alte Geschichte vom Wettlauf zwischen dem Hasen und dem Igel ist sicher vielen bekannt, wir haben jedoch mit diesen Tieren eine ganz andere Geschichte erlebt:

Wir hatten einen Zwerghasen, der sich im Frühling den ganzen Garten eroberte, aber sogleich angehoppelt kam, wenn wir ihn zum Füttern riefen. Sein Lieblingsplatz wurde bald ein Haufen Bauholz mit vielen Zwischenräumen, in denen er sich tummeln oder verkriechen konnte. Als er in der Dämmerung durch den Garten streunte, war eine Tages auch ein Igel in seiner Nähe unterwegs. Diesem Igel hat offenbar die Gesellschaft des Hasen so gut gefallen, dass er sein Nest unter das Bauholz gebaut hat. Wir stießen darauf, als wir einige Pfosten brauchten, die ganz unten lagen. Zuvor hatten wir uns schon gewundert, wie schnell der Hase immer sein Heu weggefressen hat. Offenbar hatte sich der Igel einen guten Teil davon für sein Nest abgezweigt.

Tiere reagieren nicht selten anders, als wir vermuten. Gerade bei Igeln meinen viele, man müsste sie „retten", weil sie sonst den Winter nicht überstehen. Das ist aber nicht wirklich zielführend. Natürlich kommt es vor, dass schwache Tiere den Winter nicht überstehen. Aber das ist eine natürliche Auslese. Solche Tiere sind viel anfälliger für Krankheiten, die sich ausbreiten können. Von den Igeln, die im Herbst eingefangen, im Winter irgendwo betreut und im nächsten Jahr wieder ausgesetzt werden, gehen sicher erst recht viele zugrunde. Wenn im Spätherbst irgendwo ein Igel hockt, dann heißt das noch lange nicht, dass

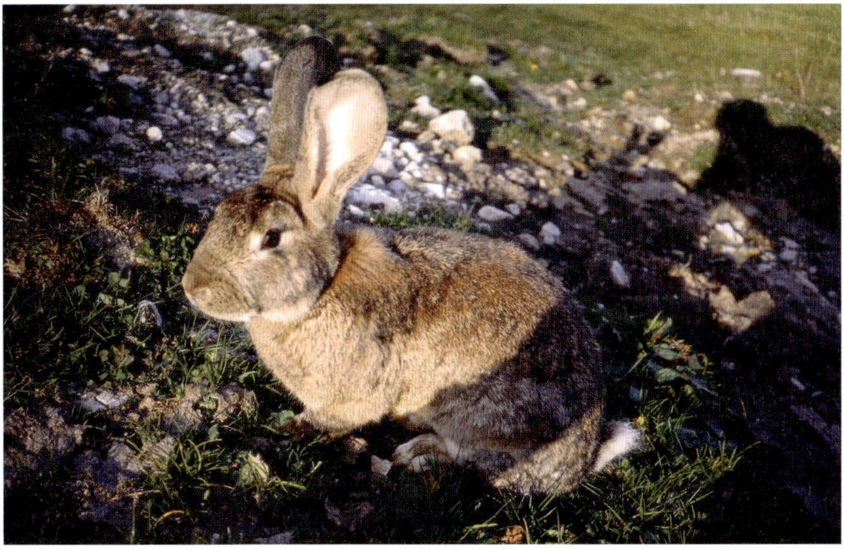

er Hilfe braucht. Um diese Zeit sind diese Tiere öfters auch tagsüber unterwegs, um sich für den Winter entsprechende Reserven anzulegen. Sie flüchten nicht, wenn man ihnen zu nahe kommt, sondern rollen sich ein und wirken dadurch schwächer als sie sind. Man sollte sie in Ruhe lassen und nicht anfassen, damit sie von ihren Artgenossen nicht ausgestoßen werden.

Die Natur hat ihre eigenen Regeln, sie ist oft sehr hart, aber sie ist auch unglaublich *stark*. Oft wäre es besser, der Mensch würde nicht eingreifen und der Natur ihren Lauf lassen. Gerade im Schutz für Tiere werden nicht selten wichtige Zusammenhänge übersehen, weil die Aufmerksamkeit viel zu sehr auf *ein* bestimmtes Ziel oder *eine* bestimmte Art gerichtet ist. Manchmal stimmen einfach auch die Relationen nicht. Gelegentlich gibt es großen medialen Aufruhr, wenn ein Tier unter ungewöhnlichen Umständen verletzt wird oder umkommt. Von manchen werden Jäger, die sich schließlich das ganze Jahr über um das Wild kümmern, sogar als „Mörder" bezeichnet. Dann wieder werden Schafe, Hasen und sogar Kälber von einem Raubtier gerissen, da gelten Tiere nur mehr als „Beute" und man geht heftig auf die Bauern los, die sich darüber beklagen, weil sie ja sowieso entschädigt werden. Gerade für Bauern mit kleinerem Viehbestand ist jedes Tier ein ganz individuelles Lebewesen und nicht nur eine „Maschine" zur Milch- oder Fleischproduktion. Sie investieren nicht nur Geld, sondern auch viel Arbeit, Sorge und Zuwendung in ihre Tiere und deshalb sind sie ihnen ans Herz gewachsen.

Wie überall in der Welt hat sich natürlich auch in der Landwirtschaft viel geändert. Kein Bauer kann heute noch so wirtschaften, wie es seine Vorfahren vor dreißig, vierzig oder fünfzig Jahren getan haben. Ebenso wie auf den Feldern, gab es auch in der Tierhaltung Mischwirtschaft.

Das Wichtigste sind natürlich die Kühe. Früher wurden in unserer Gegend eigentlich nur *Pinzgauer* Rinder gehalten. Sie waren recht robust, nicht so groß und sie fanden sich auch gut in steilem Gelände und auf den Almen zurecht. Inzwischen sieht man auf den Feldern verschiedenste Rinderrassen, aber die Pinzgauer sind nach wie vor vertreten.

An sich sind diese braun mit weißen Stellen am Kopf, über den Rücken und an den Beinen, keine gleicht jedoch der anderen. Manche haben mehr, andere weniger Weiß, wieder andere haben eine weiße „Blesse" auf der Stirn. Das Braun ist bei manchen hell, bei anderen recht dunkel oder mehr rötlich. Daraus ergibt sich oft auch schon der Name der Kuh. „Braun" oder „Bless" waren früher recht geläufig. Segen, Glück, Reim, Gams oder Kirsch kamen ebenfalls oft vor. Die Namen spielen auch heute noch eine Rolle, weil ja jedes Tier genau geführte Papiere haben muss.

Mindestens genauso verschieden wie in der Farbe sind die Kühe in ihrem Charakter. Manche sind eher ruhig, andere wiederum recht ungestüm oder launisch. Unberechenbar sind Tiere aber immer. Sogar bei den Bauern selbst, die jedes ihrer Tiere und deren Tugenden und Untugenden genau kennen, kommt es gelegentlich zu schweren Unfällen. Als Fremder sollte man Kühen und Kälbern besser nicht zu nahe kommen, sie können jederzeit unerwartet reagieren.

Das gilt auch für Pferde. Ein Pferd kann manchmal schneller ausschlagen, als man reagieren kann, selbst wenn es vorher noch so friedlich gewirkt hat. Manche Pferde sind auch richtig bissig. Besonders, wenn man mit einem Hund unterwegs ist, sollte man um Tiere auf der Weide einen Umweg machen; sie fühlen sich sonst leicht irritiert, rennen plötzlich los oder reagieren sonst aggressiv. Leider kommt es durch die Unvernunft von Wanderern oder Spaziergängern immer wieder auch zu Unfällen. Oft kommen Tiere zu Schaden oder verenden, weil sie mit vermeintlichen „Leckerbissen" gefüttert wurden oder liegengebliebene Gegenstände wie Plastiksäckchen und ähnliches fressen.

Übertrieben romantische Vorstellungen ist falsch verstandene Tierliebe, besser ist es, *Respekt* vor einem Tier und dessen Eigenheiten zu zeigen.

Schafe sind über längere Zeit nur mehr ganz selten gehalten worden, inzwischen gibt es aber dort und da wieder kleinere Schafherden, und manche Bauern haben ganz auf Schafzucht umgestellt. Früher gab es auf jedem Bauernhof Schafe, denn man brauchte die Wolle für die Selbstversorgung. Es steckt allerdings sehr viel Arbeit dahinter, bis aus einem Pack dreckiger, fetter Schafwolle Socken, Handschuhe oder gar eine Jacke wird. Die Wolle wurde gewaschen, getrocknet und dann ganz fein „gestrichen" (gekämmt). Dafür gab es zwei Bretter mit Stiel, etwa in der Form einer größeren Kehrschaufel, mit ganz feinen Drahtspitzen an der Innenseite. Erst dann kann die Wolle gesponnen werden. Wie schwer es ist, mit dem Spinnrad einen feinen, halbwegs gleichmäßigen Faden zu drehen, habe ich selbst noch erlebt; ich habe die Technik zwar gelernt, aber richtig beherrscht habe ich sie nie. Gestrickt habe ich allerdings während der Schulzeit noch mit dieser Wolle, vor allem Socken und Handschuhe für meinen Vater und meine Brüder.

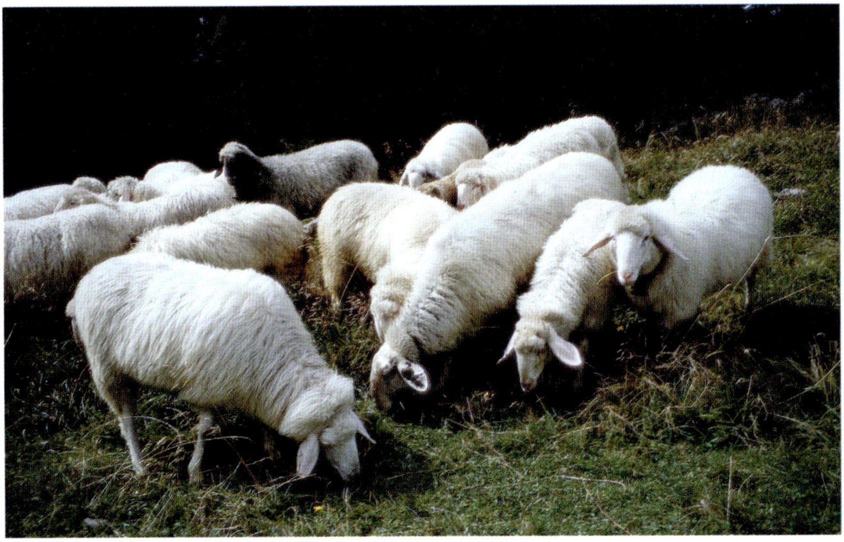

Ziegen gab es nicht bei jedem Bauern. Bei uns gehörten die Kühe noch lange dem Besitzer. Damit jedoch etwas auch „unser" ist, hatten wir daneben meist zwei Geißen. Bei diesen habe ich meine ersten Melkversuche gemacht, bevor ich dann an eine Kuh heran durfte. Als wir später ins Tal gezogen sind, kamen

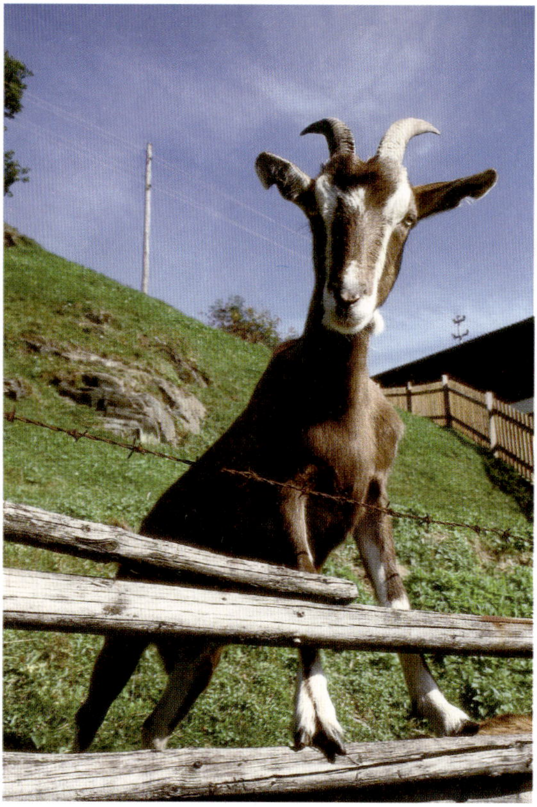

die Geißen mit, denn ohne eigene Milch war es für meine Eltern erst gar nicht vorstellbar. Damals gab es noch recht viele Ziegen bei Arbeiterfamilien, auch wenn sie selber gar nicht genug Futter hatten. Auch bei uns war zu wenig Futter vorhanden, deshalb haben wir zwei Kilometer entfernt bei einem Krämer und bei einem Wirt ein Stück Wiese gepachtet. Vater baute einen kleinen Leiterwagen und mit dem fuhren wir im Sommer jeden zweiten Tag los, um Gras zu holen. Die mit Eisenreifen beschlagenen Holzräder gingen auf der groben Schotterstraße schon bei leerem Wagen nicht besonders gut, mit der Ladung war es ordentlich anstrengend. Dazu durften wir die Ziegen etwa einen Kilometer von uns entfernt bei einem Bauern weiden lassen, und so trottete ich nach der Schule jeden Tag mit unseren zwei Ziegen und dem Geißbock hin. Junge Kitzlein gehören zu den liebsten Tieren überhaupt, erwachsene Ziegen können allerdings lästig sein wie kaum ein anderes Tier. Sie bleiben nie dort, wo sie hingehören, fressen, was und wo sie nicht fressen sollen, meckern herum und laufen andauernd dorthin, wo sie nicht sein dürfen. Man kann sie nicht aus den Augen lassen. Dabei hätte ich so gern daneben etwas gelesen oder mich mit etwas anderem beschäftigt. Ich durfte auch nicht zu früh nach Hause kommen, denn sie sollten sich ja richtig satt fressen.

Ein oder zwei *Schweine* gab es früher ebenfalls auf jedem Bauernhof. Es war eine gute Verwertung für Abfälle, Platz für Auslauf war ebenfalls vorhanden, und so gab es wenigstens zu Weihnachten und eventuell auch zu Ostern Fleisch. Der größte Teil davon wurde geselcht und musste dann für den Rest des Jahres reichen.

Obwohl von Anfang an klar war, dass das Schwein zum Schlachten gezüchtet wird, war es doch jedes Jahr wieder traurig, wenn es so weit war. Ich weiß, dass sich viele Kinder – so wie ich – versteckt haben, wenn geschlachtet wurde, und auch den Erwachsenen ist es trotz aller Vernunft oft schwer gefallen.

Mittlerweile gibt es für Hausschlachtungen so strenge Regeln, dass sie unrentabel geworden sind, weil viel zu hohe Investitionen getätigt werden müssten. Das lohnt sich nur, wenn es in größerem Ausmaß betrieben wird. Diese Regeln sind nicht zuletzt aufgrund von Forderungen des Tierschutzes zustande gekommen, und im Zuge dessen sind die Bauern oft recht radikal angegriffen worden. Natürlich kann der riesige Bedarf an Fleisch nicht mehr von den einzelnen Bauern gedeckt werden, sondern nur durch große Schlachthöfe. Bleibt jedoch die Frage, was für ein Tier humaner ist: „professionelle" Massenschlachtung in sterilem Umfeld mit entsprechendem Transport vorher oder Schlachtung am Hof, wo die Tiere ganz normal aus dem Stall geführt werden, meist sogar noch einen Leckerbissen bekommen und gar nicht merken, was ihnen bevorsteht.

Die *Hühner* wurden bei sehr vielen Bauern im Winter in der Stube untergebracht, weil sie in der Wärme eher Eier gelegt haben. In der Zeit, in der die Hühner gut gelegt haben, wurden zudem als Vorrat für die kalte Jahreszeit Eier in Kalk eingelegt und damit haltbar gemacht.

Von der Hühnersteige gab es ein Loch durch die Mauer, damit die Hühner bei gutem Wetter ins Freie konnten. Mit diesen Hühnersteigen verbinden ebenfalls viele Leute lebhafte Erinnerungen. Die Hühner begannen zu flattern und gackern, wenn die Kinder nahe an der Steige herumtobten, gelegentlich kamen sie sogar aus und dann flogen nicht nur die Hühner, sondern auch die Federn in der Stube herum.

Viehhändler und Tierarzt

Untrennbar mit dem Bauernhof und den Tieren verbunden sind Viehhändler und Tierarzt. Wie bei allem anderen hat sich auch hier vieles verändert. Viehhändler wussten viel zu erzählen, weil sie weit herumgekommen sind. Sie kannten die Umstände bei den Bauern gut und haben nebenbei – ähnlich wie Hausierer – allerlei vermittelt. Unter ihnen gab es stets einige von zweifelhaftem Ruf, weil ihre Geschäfte nicht immer seriös waren. Es gab mancherlei

Tricks, ein Stück Vieh zum Verkauf besser darzustellen als es in Wirklichkeit war. Der Begriff „Rosstäuscher“ spricht ja für sich.

Früher gab es zahlreiche Viehmärkte wie den Simonimarkt, Leonhardimarkt, den Plainmarkt etc. Bei größeren Viehmärkten wurde das Vieh zum Teil von weither herangebracht. Sogar aus dem Lungau kam Vieh nach Salzburg, zumal dort auch meist Viehhändler aus Bayern zugegen waren.

Ältere Leute aus dem Lammertal erinnern sich noch gut an solche Viehtriebe. Meistens haben sich mehrere Viehhändler zusammengetan und einige Treiber angeheuert, die dann vierzig, fünfzig und sogar sechzig Stück Vieh zu treiben hatten. Nach Salzburg war das eine Strecke von etwa 45 km. Am ersten Tag ging es bis Golling, am zweiten nach Ziegelau und am dritten auf den Markt nach Salzburg. In den Orten, in denen übernachtet wurde, gab es zwar Unterstände für die Tiere, aber meistens waren Wasser und Futter äußerst knapp. Jeder schaute, wie er sein Vieh so gut wie möglich versorgen konnte.

Für die Treiber wurde Unterkunft und Versorgung von den Viehhändlern bezahlt. In den Orten ging es an solchen Tagen hoch her. Manche Händler sollen auch ganz schön „auf den Tisch gehaut“ haben. Beim Kartenspiel ging es um recht viel Geld, einige haben die Geldscheine sogar auf dem Hut stecken gehabt.

Der Tierarzt ist heute nicht nur für die Gesundheit der Tiere zuständig, sondern zumeist auch für die Zucht. Zwar bevorzugt ein Teil der Bauern nach wie vor die natürliche Methode, doch viele Kühe bekommen ihr ganzes Leben lang keinen Stier mehr zu sehen. Als ich vor einiger Zeit einmal einen Bergbauern danach gefragt habe, meinte er trocken, das besorge alles der „Rucksackstier“. Er meinte damit den Tierarzt, der die künstliche Befruchtung der Kühe vornimmt. Die Samen dafür bringt er gleich mit. Sie werden in großen Zuchtanlagen mit zum Teil mehreren hundert Stieren gewonnen. Das sind inzwischen ganz normale Vorgänge geworden, bei Bio-Bauern genauso wie bei den anderen.

Schluss

So hat sich vieles – sehr vieles verändert. Die Natur geht jedoch weiter ihren Lauf, egal, was in der Welt passiert. Sie kümmert sich weder um gesellschaftliche, technische oder politische Umwälzungen, noch um Revolutionen oder Kriege. Selbst in Bombentrichtern wachsen wieder bald Vergissmeinnicht. Und auf den Blumen eines frischen Grabes tummeln sich schon wieder Bienen. So seltsam einen das berühren mag, es ist auch ein Stück Hoffnung. In der Natur ist Leben und Tod nahe beisammen, es geht direkt ineinander über. An trüben, kalten Novembertagen könnte man meinen, die Natur ist tot. An den kahlen Ästen und Zweigen gibt es jedoch bereits überall wieder neue Knospen, die nur darauf warten, neue Blätter, Blüten und Früchte hervorzubringen. Es hat seinen guten Grund, weshalb sich der Brauch entwickelt hat, am 4. Dezember Kirschzweige (Barbarazweige) zu schneiden. In der warmen Stube blühen die Knospen bis Weihnachten auf und nehmen einen Hauch von Frühling vorweg. Früher hieß es, wenn die Barbarazweige bis Weihnachten aufblühen, dann wird das Mädchen, das sie eingewässert hat, im kommenden Jahr heiraten. Insofern waren diese Knospen in der dunkelsten Jahreszeit ein weiteres Symbol für einen neuen Lebenslauf.

Dem Menschen fällt es oft schwer, diesen Lauf zuzulassen und zu akzeptieren. Er ist verunsichert und meint eingreifen zu müssen, um Veränderungen in der Natur zu verhindern. Solche Veränderungen hat es jedoch immer gegeben und wird es auch immer geben. Ein Menschenleben ist nur ein unbedeutender Augenblick im Vergleich zu den Jahrmillionen, in denen es immer wieder gewaltige Veränderungen auf unserer Erde gegeben hat.

In unserem Zeitalter der Industrialisierung und steigenden Weltbevölkerung wird die Natur stark belastet. Es ist unbedingt nötig, alles Menschenmögliche zu tun, um diese Belastung in einem erträglichen Maße zu halten. Wo immer aber unter dem Deckmantel von Naturschutz und Tierschutz zu radikalen Mitteln und Gewalt gegriffen wird, verkommt der gute Wille zu einer bloßen Ideologie. Leider werden solche Ansätze nicht selten als Selbstzweck für handfeste Eigeninteressen oder politischen Aktionismus missbraucht.

In der Natur ist so viel Leben, dass wir ruhig auch eine gute Portion Vertrauen in ihre Kraft setzen dürfen. Oft kann man sich nur wundern, wie aus einem noch so elenden Pflänzchen eine blühender Blumenbusch oder ein kräftiger Baum wird, wenn man ihn nur wachsen lässt – und wenn man ihm genug Zeit gibt. Die Natur lehrt uns Geduld, aber sie ist stark. Ich erinnere mich noch sehr genau, wie man mir vor etwa 20 Jahren die damals neu geschaffene Donauinsel in Wien gezeigt hat und mein Gesprächspartner entsetzt war über die dadurch herbeigeführte Naturzerstörung. Er konnte meine Einschätzung, die Natur würde sich diesen Teil sehr bald wieder zurückholen, absolut nicht nachvollziehen. Mittlerweile gilt dieses Gebiet als hervorragendes Refugium für seltene Pflanzen und Tiere, das sogar in Naturfilmen beispielgebend für unberührte Naturlandschaft, ja sogar als „Naturparadies" dargestellt wird.

In den Medien hören wir ständig, dass es schon wieder viel zu kühl oder viel zu heiß, viel zu nass oder viel zu trocken für die Jahreszeit ist. Übers Jahr verteilt ergibt sich jedoch immer wieder ein Durchschnitt, der nicht sehr weit von den Mittelwerten abweicht. In meiner Kindheit haben die Leute in den neuen Kalendern gleich einmal nachgeschaut, wer im kommenden Jahr „Jahresregent" ist. (Jupiter, Mars etc.) Man glaubte daraus Schlüsse ziehen zu können, ob es ein nasses oder trockenes, kaltes oder heißes Jahr gab. Dadurch wurden ungewöhnliche Wetterkapriolen auch meist nicht so dramatisch gesehen wie heute, wo in den Medien andauernd davon berichtet wird. Der Mensch vergisst auch schnell, wenn er nicht direkt nachhaltig davon betroffen ist. Ich war mir z. B. schon selber nicht mehr ganz sicher, ob meine Erinnerung an Schnee zu Beginn der Sommerferien während meiner Schulzeit richtig ist, weil das von anderen immer wieder bestritten wurde. Bis ich zufällig in der Chronik meiner Schule auf die Eintragung gestoßen bin, dass am 10. Juli 1954 die Abschlussfeier durch Schnee und Hochwasser beeinträchtigt wurde.

Im Umgang mit der Natur ist ein gesunder Realismus angebracht. Allzu romantische Vorstellungen sind genauso fehl am Platz wie Selbstüberschätzung. Die Natur birgt nun einmal zahlreiche Gefahren in sich, besonders in den Bergen. Bei Schlechtwettereinbruch, Lawinengefahr oder einem aufziehenden Gewitter ein geplantes Unternehmen zu unterlassen oder abzubrechen, zeugt nicht von Feigheit, sondern von Verstand. Leider bilden sich manche Leute ein, über alle Gefahren erhaben zu sein. Oft genug ist dadurch nicht nur ihr eigenes Leben in Gefahr, sondern auch das Leben jener, die zu ihrer Rettung ausrücken müssen.

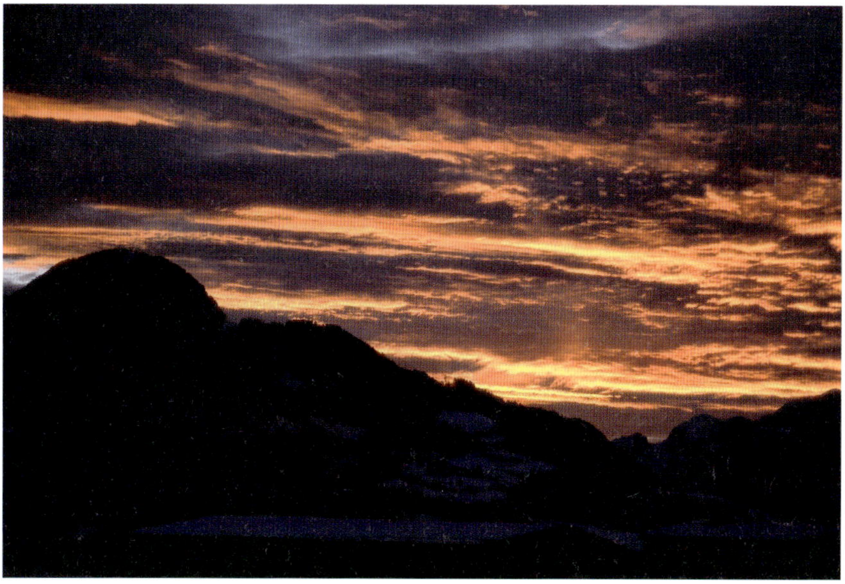

Um die Natur genießen zu können, braucht es keine riskanten Aktionen, sondern vielmehr wache Sinne. In unseren Breiten bringen die ausgeprägten Jahreszeiten besondere Vielfalt in der Natur. Selbst wenn jemand in einer Großstadt wohnt, gibt es doch immer in unmittelbarer Umgebung etwas, an dem man sich erfreuen kann, wenn man nur ein Auge dafür hat.

Ein mit Sternen übersäter Nachthimmel, eine Föhnstimmung am Morgenhimmel, ein Sonnenuntergang können schon beeindruckende Erlebnisse sein. Wenn man auf die Stimmen der Vögel, das Plätschern eines Baches, das Rauschen des Windes in den Bäumen hört, wenn man den Duft von frisch gemähtem Gras, von blühenden Bäumen oder frischem Heu wahrnimmt, wenn man Tautropfen an einem Grashalm, eine Biene, eine Hummel oder einen Schmetterling auf den Blumen beachtet, wenn man über einen Regenbogen staunen kann, dann wird man stets seine Freude an der Natur haben können.

Böhlau

Wien Köln Weimar

Barbara Waß
Für sie gab es immer nur die Alm
Aus dem Leben einer Sennerin
(Damit es nicht verloren geht ..., Band 16)
2. Aufl. 2005. 120 x 200 mm.
178 S. Gb.
ISBN 978-3-205-98183-1

Barbara Waß
Mein Vater, Holzknecht und Bergbauer
Mit einem Vorwort von Michael Mitterauer.
(Damit es nicht verloren geht ..., Band 6)
2. Aufl. 1989. 120 x 200 mm.
216 S. Gb.
ISBN 978-3-205-05255-5

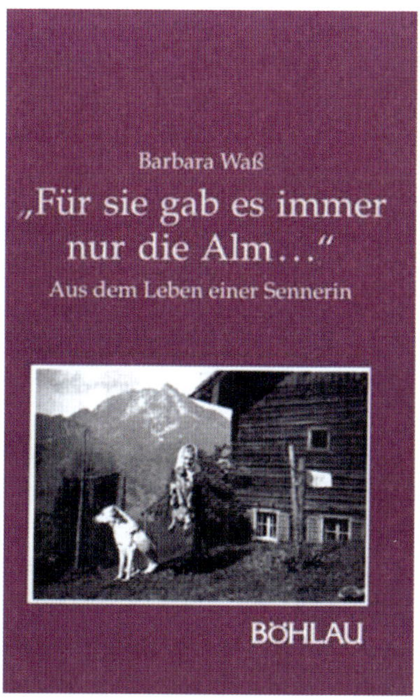

Wiesingerstrasse 1, A-1010 Wien, Telefon (+43 1) 3302427, Fax 3302432

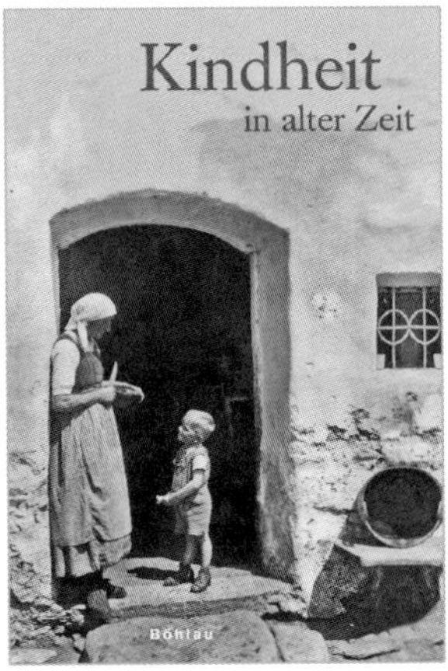

Kindheit in alter Zeit

Hg. von Traude und Wolfgang Fath

2006. 15,5 x 23,5 cm.
191 S. 32 s/w-Abb. Geb.
EUR 19,90
ISBN 978-3-205-77514-0

Eindrucksvolle Erinnerungen an die Kindheit auf dem Land. Die Autorinnen und Autoren gehören einer Generation an, die in ihrer Kindheit vieles erleben musste. Kinder, die sich trotz harter Lebensbedingungen in dieser Welt geborgen fühlten und sie mit hoher Sensibilität wahrgenommen haben. Auf sehr natürliche Weise werden in diesem Buch die Kindheitserlebnisse rund um den bäuerlichen Alltag erzählt und so wieder zum Leben erweckt. Die Kinder von damals wuchsen von klein auf in noch gelebtes Brauchtum hinein. Die dörfliche Idylle scheint noch unangetastet, aber das Leben auf dem Land war – auch für Kinder – nicht immer unbeschwert. Wie schwer es in dieser Zeit oft war, die Familien zusammenzuhalten – oft fehlte schon in jungen Jahren ein Elternteil –, wie ärmlich es aus heutiger Sicht in manchen Familien zuging, aber auch: mit wie wenig die Leute zufrieden waren, das und mehr wird in diesem Buch erzählt. Der Blick zurück richtet sich auf typische Begebenheiten des Alltags in Familie, Freizeit und Schule. Es wird an eine reiche Erlebniswelt ohne Fernsehen und Computer, aber mit Schiefertafeln und Murmeln erinnert. Wer immer schon gern zugehört hat, wenn Eltern oder Großeltern von früher erzählt haben, der sollte sich dieses Buch zulegen ...

Böhlau
Wien Köln Weimar

Wiesingerstrasse 1, 1010 Wien, Telefon (01)330 24 27-0, Fax 330 24 27 320